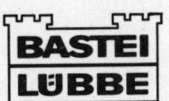

Von Hermann Geesing sind außerdem bei
BASTEI-LÜBBE lieferbar:

62121 – Immun-Training
66222 – Allergie-Stop
66238 – Herzfit

Dr. med. Hermann Geesing

Die beste Waffe des Körpers: Enzyme

*Aktivieren Sie
Ihre Biokatalysatoren*

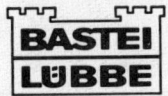

BASTEI-LÜBBE-TASCHENBUCH
Band 66249

1. Auflage Okt. 1992
2. Auflage Jan. 1993
3. Auflage Nov. 1993
4. Auflage Mai 1994
5. Auflage Nov. 1994

© 1990 F. A. Herbig Verlagsbuchhandlung GmbH, München,
und Script Medien Agentur GmbH, Grünwald
Lizenzausgabe: Gustav Lübbe Verlag GmbH, Bergisch Gladbach
Printed in Germany
Umschlaggestaltung: Adolf Bachmann
Titelfoto: Studio Elmar Kohn, Landshut
Satz: Fotosatz Manfred Schöning, Wiehl
Druck und Bindung: Ebner Ulm
ISBN 3-404-66249-0

Der Preis dieses Bandes versteht sich einschließlich
der gesetzlichen Mehrwertsteuer

Inhalt

Einleitung 9

1. Das wahre »Lebenselixier« wird entdeckt . 19

Die Sternstunde der Enzymtherapie 23
Vom Ferment zu den Enzymen 26
Der Dichter und der Magentumor 29

2. Enzyme — die Lebensstoffe gegen das Altern 33

Gesundheit verlangt ausreichend wirksame
Enzyme. 34
Die Hintergründe des Alterns 36
Blähungen — und andere
Verdauungsstörungen 44
Altersflecke und Warzen 44
Schlechtheilende Wunden und häßliche
Narben. 45
Blutergüsse verschwinden zu langsam . . . 45
Anfälligkeiten für Infektionen 45
Enzyme gelangen tatsächlich ins Blut . . . 47

3. Enzyme — und die Verdauung 51

Enzym-Quelle Speichel 52
Enzym-Quelle Magensaft 53
Enzym-Quelle Pankreassaft 55
Enzym-Quelle Dünndarm-Speichel und
Bakterien 59

4. Enzyme — als Heilkräfte 65

Enzyme schaffen die Unfalltrümmer weg . . 66
Enzyme schließen die Wunden 68
Enzyme regeln die Blutgerinnung 69
Enzyme beschleunigen die Heilung 72
Enzyme sind Entzündungsraffer 74
Enzyme verhindern Muskelkater 76
Enzyme lindern Schmerzen 78

5. Enzyme — und Gefäßleiden 81

Enzyme bauen Arteriosklerose ab 82
Enzyme schließen »offene Beine« 88
Enzyme lösen Thrombosen auf 89

6. Enzyme — die körpereigenen Waffen gegen Viren 95

Unheimliche Viren 95
Enzyme lösen Viren auf 100

Enzyme und Herpes-Viren 103
Enzyme bei Gürtelrose 106
Enzyme und Multiple Sklerose 107

7. Enzyme — die Immun-»Hilfskräfte« . . . 111

Enzyme lösen Immunkomplexe auf . . . 116
Enzyme verhindern Rheuma. 117

8. Enzyme — in der Krebstherapie . . . 123

Wie entsteht Krebs? 128
Warum kommt es dann trotzdem zum Krebs? . 130
Freie Krebszellen sind leicht verwundbar . . 133
Krebszellen können sich tarnen und
verschanzen 135
Enzyme — ein Krebsheilmittel? 138
Enzyme verhindern das Lymphödem . . . 144

**9. So trainieren und aktivieren Sie Ihre
Biokatalysatoren** 149

Erster Teil des Trainingsprogramms . . . 151
Zweiter Teil des Trainingsprogramms . . . 162

Anhang 173

Die wichtigsten Enzym-Gruppen und ihre
Wirkungsweise 173
Enzympräparate, die Sie in der Apotheke kaufen
können
  Magenwirksame Enzympräparate
  Darmwirksame Enzympräparate
  Magen- und darmwirkende Enzympräparate
  Enzympräparate bei Verletzungen und Wunden
  Enzympräparate als Wurmmittel
  Enzympräparate als Virus- und Grippemittel
  Enzympräparate bei Rheuma
  Enzympräparate für die Krebsbekämpfung
Erklärung der wichtigsten medizinischen
Begriffe 179
Literaturhinweise 185
Stichwortregister 187

Einleitung

Schon wieder eine neue »Wunderwaffe«? Eine neue zusätzliche Variante altbekannter Heilstoffe — in neuer Form und Aufmachung präsentiert?
Keineswegs! Enzyme sind weder etwas Neues, noch etwas Künstliches. Sie sind so alt wie das Leben selbst, das ohne sie nicht hätte entstehen können. Allerdings blieb es unserer Zeit vorbehalten, sie zu entdecken, zu enträtseln — und als Heilkräfte einzusetzen. Und zweifellos gehört diese Pionierarbeit zum Interessantesten, was die moderne Heilkunst anzubieten hat: ein Kapitel der Medizin, das jeden Arzt und Wissenschaftler sehr bescheiden werden läßt!
Seit vielen Jahrtausenden wußte man: Frisch gepreßter Traubensaft bleibt nicht lange süß. Er verwandelt sich in Wein. Und so ist es mit allen lebendigen Substanzen: Es findet eine ständige Umbildung und Verwandlung statt, ein unentwegtes Reifen, Zerfallen, Verfaulen.
Selbstverständlich waren die Forscher aller Zeiten mit größter Intensität hinter dieser Kraft her, die das ständige Werden und Vergehen bewirkt. Und man hatte auch bald einen Namen für den geheimnisvollen

»Lebenssaft« gefunden, der die Transmutation bewirkt: Elixier!
Wie dieses Elixier allerdings aussehen könnte, das blieb im dunkeln. Durch viele Jahrhunderte suchten die Alchimisten nach nichts anderem, als eben nach diesem Elixier — glaubten sie doch, sie könnten damit, ist es erst einmal entdeckt, nicht nur alle Lebensprozesse steuern und alle Krankheiten heilen, sondern weit darüber hinaus auch Blei in Silber und Kupfer in Gold verwandeln. Nach dem, was wir heute über die Enzyme tatsächlich wissen, war die Grundvorstellung dieser Forscher gar nicht so falsch. Die Enzyme sind, ganz einfach ausgedrückt, die großen Kuppler im biochemischen Geschehen: Fett und Wasser, um nur ein Beispiel zu nennen, lassen sich bekanntlich nicht miteinander verbinden. Unter bestimmten Bedingungen läßt sich zwar eine Emulsion herstellen. Dann sind die Fett-Tröpfchen, wie etwa in der Milch, so winzig, daß eine trübe Flüssigkeit entsteht und das Fett nicht mehr obenauf schwimmt. Doch nach wie vor sind Wasser und Fett chemisch voneinander getrennt. Nach einer gewissen Zeit wird sich der Rahm auf der Milch wieder absetzen. Gelänge es nicht, das Fett doch wasserlöslich zu machen, könnte unser Körper es nicht verwerten. Aber wie sollte das geschehen können? Wenn die chemische Industrie einen solchen Prozeß vollziehen will, bedarf es dazu riesiger Anlagen und enormer Energien.
Die lebendige Natur bewältigt das Problem sehr viel einfacher: Sie gibt zum Wasser und zum Fett einen dritten Partner hinzu, nämlich ein hochspezialisiertes Enzym. Dieses geht mit einem der beiden Partner ei-

ne Verbindung ein, verwandelt ihn so gründlich, daß der andere ihn nun plötzlich akzeptieren kann. Die Verbindung vermag stattzufinden. Sobald das geschehen ist, zieht sich das Enzym wieder unbeschädigt zurück.

Solches »Verkuppeln« braucht der Organismus aber nicht nur bei Substanzen, die sich gegenseitig ablehnen, sondern fast häufiger noch zur Beschleunigung schwieriger biochemischer Prozesse. Um wiederum ein Beispiel zu nennen: Das Eisen unserer roten Blutkörperchen nimmt aus der Atemluft den Sauerstoff und bringt ihn zu jeder der Billionen Körperzellen, die ohne Sauerstoff nicht überleben könnten. Keine fünf Minuten lang. Profan ausgedrückt: Das Eisen des Hämoglobins (Blutfarbstoff) oxidiert – und der Vorgang wird sofort wieder rückgängig gemacht. Wobei aber nicht Stunden und Tage zur Verfügung stehen, wie bei einem Eisen, das an der Luft langsam dahinrostet. Es muß sekundenschnell geschehen. Wieder sind es die Enzyme, die eingreifen und den chemischen Prozeß ganz erheblich beschleunigen.

Mit Recht bezeichnet man die Enzyme deshalb als Biokatalysatoren.

Bei dem Begriff Katalysator denken wir heute in erster Linie an das Platingerät, das wir zur Abgasentgiftung in unsere Autos einbauen: Wir lassen die Abgase durch platinverkleidete Keramik-Kanäle strömen, weil nur bei der Anwesenheit des Edelmetalls bestimmte hochgiftige Stoffe in harmlosere Substanzen umgewandelt werden.

So ähnlich müssen wir uns die segensreiche Arbeit der Enzyme in unserem Organismus vorstellen. Allerdings haben wir in den Enzymen nicht etwa nur einen einzigen Katalysator für eine spezielle Entgiftungsarbeit, sondern wir kennen heute viele tausend verschiedenartige Enzyme, von denen jedes seine ganz spezifische Aufgabe zu erfüllen hat. Denn letztlich gibt es keinen einzigen Verdauungsprozeß, an dem nicht Enzyme beteiligt wären. Wir könnten weder Kohlenhydrate noch Eiweißstoffe noch Fette »verdauen« und ins Blut aufnehmen, würden nicht Enzyme den Verdauungsprozeß einleiten und beschleunigen. Ohne Enzyme gäbe es keine Nahrungsaufnahme.

Doch die Arbeit der Enzyme und ihre Bedeutung für unsere Gesundheit ist noch viel umfangreicher: Enzyme sind wesentlich beteiligt, wenn nach einer Verletzung das Blut gerinnt. Und sie sorgen dafür, daß diese Gerinnung tatsächlich nur im akuten Notfall eintritt, das Blut im Normalfall also »flüssig« bleibt. Sie sorgen dafür, daß das geronnene Blut bei einem Bluterguß wieder abgebaut und weggeschafft wird. Sie sind bei jedem Heilungsprozeß dabei und dort wiederum so wichtig, daß man von schlechtheilenden Wunden unmittelbar auf einen Enzymmangel rückschließen kann.

Fast noch wichtiger ist aber die enorme Leistung bestimmter Enzyme als »Aufräum-« und »Putzkolonnen« in unserem Organismus. Sie lösen Gifte und Schadstoffe auf und machen sie abtransportfähig. Sie beseitigen nach heftigen Immunprozessen die »Leichen« der Abwehrschlacht. Es ist ja nicht damit getan, daß Viren und Bakterien und Parasiten, die in den Körper eingedrungen sind, vernichtet werden.

Die getöteten Krankheitserreger und die Gebilde, die aus ihnen und Antikörpern entstanden sind, und die Bakteriengifte müssen auch wieder aus dem Körper weggeschafft werden, weil es sonst nicht nur zu schwersten »Verschmutzungen« des Organismus kommt, sondern in deren Folge zu schlimmsten chronischen Leiden wie etwa Rheuma, Arteriosklerose und dergleichen.

Enzyme sind schließlich aller Wahrscheinlichkeit nach auch eine der schlagkräftigsten Waffen unseres Körpers gegen Viren, die sie vernichten können, solange sie noch »leblos« sind, sich also nicht in eine Zelle eingenistet haben, um sich darin vervielfältigen zu lassen.

Diese Aufzählung ist noch keineswegs vollständig. Sie könnte es auch nicht sein. Denn letztlich gibt es keinen einzigen biochemischen Prozeß, der nicht durch Enzyme gesteuert würde. In diesem Fall darf man es behaupten, ohne zu zögern: Ohne Enzyme wäre kein Leben möglich. Und sofort muß man hinzufügen: Ohne eine ausreichende Enzymversorgung ist auch keine Gesundheit möglich. Jeder vorzeitige Alterungsprozeß geht mit einem Enzymmangel einher. Viele schmerzhaften Krankheiten sind die Folge eines Enzymmangels.

Tatsächlich produziert unser Körper pausenlos riesige Mengen wertvollster Enzyme. Sie sind bereits im Speichel. Wenn wir ein Stückchen Brot kauen und dann feststellen, daß der Bissen nach und nach immer süßer wird, dann erleben wir den Prozeß der Umwandlung von Stärke in Zucker. Und diese Umwandlung verdanken wir Enzymen. Der Magen schüttet schon beim Anblick einer appetitlichen Speise neben Salzsäure das Enzym Pepsin und andere Enzyme aus, die vor allem Eiweiß zerlegen. Wer nach einer schweren Magenerkrankung einen Teil seines Magens operativ entfernen lassen mußte, der ist fortan genötigt, die fehlenden Verdauungsenzyme zu ersetzen. In der Bauchspeicheldrüse, der größten Enzymquelle unseres Körpers, werden täglich bis zu fünf Liter Pankreassaft produziert — ein Gemisch wertvollster Enzyme. Und auch im Dünndarm werden noch einmal Enzyme über den Nahrungsbrei gegossen.

Wenn wir unseren Körper mit Vitaminen versorgen, dann tun wir im Grunde nichts anderes, als ihm einen wichtigen Baustoff zu liefern, den er zur Herstellung von Enzymen benötigt. Alle Vitamine und auch ein Teil der Spurenelemente sind neben dem Eiweißkörper ein wichtiger Enzym-Bestandteil.

Nun stellt sich natürlich die Frage: Wieso sind wir erst heute auf diese Enzyme gestoßen, und warum sollen sie heute wichtiger sein als jemals zuvor? Produziert der Körper seine Enzyme etwa nicht mehr im selben Ausmaß, wie das früher der Fall war? Oder brauchen wir der veränderten Lebensweise wegen vielleicht mehr Enzyme als in früheren Zeiten?

Die Antwort ist sehr einfach und müßte eigentlich jedem einleuchten:

1. Der moderne Mensch braucht und verbraucht heute tatsächlich mehr Enzyme als die Menschen früherer Generationen. Das hängt mit der allzu üppigen Ernährung zusammen und mit der Tatsache, daß die Lebensmittel vielfach schwer mit Zusatzstoffen und Rückständen aus Düngung und Schädlingsbekämpfung belastet sind; mit dem hohen Lebenstempo; vor allem aber mit den unzähligen und größtenteils nicht völlig auskurierten Krankheiten. Wir zwingen unseren Körper zu erhöhter Enzymproduktion und müssen nur zu oft erleben, daß unsere körpereigenen Enzymquellen vorzeitig versiegen. Dann müssen wir, nicht selten schon um das 40. Lebensjahr, feststellen, daß die Verdauung nicht mehr perfekt funktioniert. Wir leiden unter Blähungen, Verdauungsstörungen, Verstopfungen – vor allem aber unter vorzeitigen Alterserscheinungen, weil die »Aufräumkommandos« im Körper ihre Aufgabe nicht mehr bewältigen können. Die Folge sind häufig auch chronische Leiden vielfältiger Art.

2. Unsere Ernährung ist weithin enzymlos geworden. Das hängt damit zusammen, daß unser Essen größtenteils gekocht, pasteurisiert, konserviert ist. Enzyme aber sind sehr hitzeempfindliche Gebilde. Die meisten von ihnen werden schon bei 50 Grad Celsius zerstört. In meinen Büchern (»Heilfasten«, »Immun-Training«, »Allergie-Stop«, »Herz-Fit«) habe ich immer wieder darauf hingewiesen: Früher war unsere Milch eine besonders reichhaltige Enzymquelle. Heute ist das, was wir als Milch angeboten bekommen, praktisch »leer«. Früher waren Obst und Gemüse, direkt vom Baum gepflückt oder dem eigenen Garten entnommen, reich an Enzymen. Heute ist das, was wir kaufen können, welk und kaum mehr enzymhaltig. Und auch die »Baustoffe«, die der Körper zur Bildung von Enzymen dringend benötigt – Vitamine, Spurenelemente –, fehlen in der Nahrung weithin. Nicht zuletzt deshalb gehört es im Schwarz-

wald Sanatorium Obertal zu den wichtigsten Aufgaben der Ärzte, zuerst einmal mit großer Sorgfalt festzustellen, welche Mangelerscheinungen an Vitaminen, Spurenelementen, Mineralien bei einem Patienten gegeben sind, um ihm dann ganz gezielt und speziell für ihn zubereitet, die fehlenden Vitalstoffe zu geben. Die moderne Heilkunst spricht in diesem Zusammenhang von der orthomolekularen Medizin. Nur wenn der Körper richtig versorgt ist, kann er Enzyme in ausreichender Menge und Qualität herstellen.

3. Um diese Zusammenhänge weiß man zwar seit einigen Jahrzehnten, doch es schien bislang keine Möglichkeit zu geben, dem Enzymmangel wirksam zu begegnen. Es schien unmöglich zu sein, Enzyme aus Speisen zu isolieren und haltbar in Dragees, Lösungen, Salben zu »verpacken«, ohne daß sie sofort wieder zerfielen. Ein zusätzliches Problem war die Frage: Wie kann man es bewerkstelligen, daß die Enzyme im Körper an die gewünschte Stelle gelangen, ohne bereits im Magen aufgelöst zu werden.

Diese Schwierigkeiten sind heute voll gelöst. Eine Fülle von wissenschaftlichen Studien belegt mittlerweile, daß man dem Körper, der in irgendeiner Form unter Enzymmangel leidet, diese Enzyme zuführen kann. Damit konnte eine Therapie entwickelt werden, die heute aus der Heilkunst nicht mehr wegzudenken ist. Enzyme sind heute nicht mehr nur das »Wundermittel« der Berufssportler, die sie großenteils schon vorbeugend einnehmen, damit etwaige Verletzungen schneller wieder heilen. Enzyme sind geradezu unentbehrlich geworden in der plastischen

Chirurgie, für die es besonders wichtig ist, daß keine sichtbaren Narben entstehen. Enzyme werden in großen Mengen zur Verdauungsregelung eingesetzt und spielen eine ganz wichtige Rolle in der Arteriosklerose-Vorbeugung. Nicht zuletzt haben sich die Enzyme in der Virus-Bekämpfung bewährt und in der Vorbeugung und Nachsorge von Krebserkrankungen. Es gibt vielfältige Hinweise dafür, daß sich mit Enzymen die Metastasenbildung wirksam verhindern läßt.
Es ist also an der Zeit, die Enzyme, die tatsächlich wirksamste Waffe des Körpers, kennenzulernen, und zu erfahren, wie man den Körper bei ihrer Bildung unterstützen kann, wie man ihm notfalls das geben kann, was er selbst nur noch ungenügend herzustellen vermag, damit der Organismus leistungsfähig – und jung bleibt. Schließlich möchte ich einer breiteren Leserschaft aufzeigen, wie die Enzymtherapie heute in der Heilkunst angewendet wird, wann sie vorbeugend empfehlenswert ist oder gar notwendig werden kann.
Das Beste, was man über Enzyme sagen kann, läßt sich in zwei Sätze zusammenfassen: Nur ein lebendiger Organismus ist imstande, Enzyme zu produzieren. Sie sind somit nicht nur natürliche Heilmittel, sondern körpereigene – und nach allem, was bisher bekannt ist, absolut ohne schädliche Nebenwirkungen.

Seit vielen Jahren gehört die Enzymtherapie im Schwarzwald Sanatorium Obertal, dem führenden Immun-Trainings-Center der Bundesrepublik Deutschland, aus gutem Grund zu den wichtigsten

Therapien. Ich spreche also auch in diesem Fall aus der Sicht des Praktikers, der unendlich viel persönliche Erfahrung sammeln konnte.

Dieses Buch richtet sich wie meine früheren Bücher an den modernen, seiner eigenen Gesundheit gegenüber verantwortungsbewußten »Laien«. Es ist also keine wissenschaftliche Abhandlung, sondern der Versuch, ein wichtiges Gesundheitsthema einfach und verständlich darzustellen. Ich will dem Gesunden helfen, auf einfache Weise gesund zu bleiben, dem Kranken einen neuen, hilfreichen Weg sanfter, natürlicher Heilkunst aufzeigen.

1
Das wahre »Lebenselexier« wird entdeckt

Genaugenommen beginnt die Geschichte moderner Enzymtherapie mit Professor Dr. Max Wolf. Dieser Mann gehörte zu den unverwechselbaren genialen Köpfen, wie sie nur das Wien des ausgehenden 19. Jahrhunderts hervorbringen konnte. Er selbst charakterisierte sich so: »Körperlich war nicht viel mit mir los. Ich sah nicht gut aus, war nicht einmal mittelgroß, schwächlich und unbedeutend. Ich war knochig, hager, hatte eine lange, lange Nase, Sommersprossen und Aknepusteln im Gesicht. Ich war kurzsichtig, stotterte und konnte kaum einen Satz frei sprechen, wenn ich ihn nicht vorher in Gedanken formuliert hatte. Ich litt unter chronischer Verstopfung und chronischem Nebenhöhlenkatarrh, der jeden Morgen Heiserkeit verursachte. Ich war scheu, hatte keine Courage und wußte nicht, wie man sich in guter Gesellschaft benahm. Ich konnte nicht tanzen und benahm mich verlegen und einfältig in weiblicher Gesellschaft. Kein Mädchen drehte sich nach mir um. Meine Hauptschwächen lagen meiner Meinung nach aber im geistigen Gebiet. Ich war langsam im Lesen, Lernen und Begreifen. Manchmal mußte ich einen Satz dreimal lesen, ehe ich ihn verstand. Vor allem aber besaß ich im Vergleich zu anderen ein miserables Gedächtnis, um ein Gedicht zu lernen, brauchte ich Stunden!«

Geboren am 22. Oktober 1885 in der Neubaugasse 40 als fünftes von sechs Kindern eines Kolonialwarengroßhändlers, hat er schon als Kind alle Höhen und Tiefen des Bürgers in der k. u. k. Monarchie erlebt. Die Eltern besaßen zunächst neben der Stadtwohnung in Wien das große Rittergut Palitz bei Eger in Böhmen. Dieses tauschten sie ein gegen Bergwerke, die ihnen der tschechische Staat dann wegnahm. Der Vater war bankrott, als Max zwölf Jahre alt war. Zum erstenmal ergriff Max die Initiative — und zog kurzerhand von zu Hause weg. Er stieß auf den begabten Sohn einer reichen adligen Familie und sorgte fortan für sich selbst. Mit Nachhilfeunterricht. Nach dem Abitur 1903, das er »summa cum laude« bestand, wußte er zunächst nicht, für welchen Beruf er sich entscheiden sollte. An sich tendierte er, wie alle seine Geschwister, zur Medizin. Doch sein Herz hing ebenso an der Malerei. Speziell als Porträtmaler hatte er sich schon einen Namen gemacht und einmal sogar den sogenannten Kaiserpreis erhalten. Einige seiner Bilder findet man heute noch in Wiener Museen. Der junge Künstler hat auch eine neue Technik für Radierungen entwickelt, die heute allgemein angewendet wird. Der Vater überzeugte ihn allerdings, daß es sinnvoller wäre, einen handfesten Brotberuf zu erlernen. So studierte er an der Wiener Technischen Hochschule und wurde Civilingenieur, wie das damals hieß. Der junge Student, der mit acht Freunden ein Zimmer teilte, verkehrte aber in sehr elitären

Kreisen, wurde bekannt mit Hermann Hesse, Franz Kafka, pflegte Umgang mit den Künstlern Klimt, Kokoschka. 1908, eben mit dem Studium fertig, gründete er seine eigene Konstruktionsfirma und baute Eisenbahnbrücken. Schon nach kurzer Zeit beschäftigte er mit 25 Jahren in seiner Firma vier Ingenieure.

Mittlerweile war seine ganze Familie nach den Vereinigten Staaten von Amerika ausgewandert. Max begann in Wien nun doch Medizin zu studieren. Der Erste Weltkrieg überraschte ihn während eines Besuchs bei seinen Eltern in New York. Als Offizier des Feldjäger-Regiments 25 der österreichischen Armee versuchte er sofort, in die Heimat zurückzukehren. Doch das Schiff mußte englischer U-Boote wegen in die USA zurückkehren.

An der Fordham-Universität in New York setzte er zusammen mit seinem Bruder das Medizinstudium fort. Beide wurden bereits nach einem Studienjahr in das Professoren-Kollegium aufgenommen – mit der Aufgabe, die Anfängerklassen zu unterrichten. Sie waren also an ein- und derselben Universität zugleich Studenten und Lehrkräfte. Nach Beendigung der Studien wurde Dr. Max Wolf Leiter der Berwind Maternity Clinic in der 130. Straße in Manhattan. Das war eine Entbindungsklinik für die ärmsten Schichten der Bevölkerung. In dieser Zeit schrieb er zusammen mit Bruder Willy ein Standardwerk über Endokrinologie, in der damaligen Zeit ein völlig neuer Zweig medizinischer Wissenschaft. Das Fachbuch wurde sehr schnell zum Bestseller.

Dr. Max Wolf aber avancierte rasch zum Prominen-

tenarzt der US-High-Society. Das heißt: Eigentlich führte er als Arzt ein Doppelleben. Tagsüber konsultierten ihn die reichen und berühmten Leute — abends ging er in seine Praxis in den Slums, wo er unentgeltlich die Armen behandelte.
Die Namen der Prominenten, die zu ihm kamen, lesen sich wie das Who-'s-Who der Weltprominenz zwischen 1920 und 1970: Da waren die Rockefellers und Chryslers, der US-Außenminister John Foster Dulles, der Herzog von Windsor, Pablo Picasso, Arturo Toscanini, Richard Tauber, die Filmstars Rudolpho Valentino, Greta Garbo, Marilyn Monroe, Bette Davis, Gary Cooper und viele andere. Mit den meisten von ihnen war Wolf eng befreundet. Über 16 Jahre war er der offizielle Hausarzt der Metropolitan Opera in New York. Alle trafen sich im Hause Wolf, einem prächtigen alten Gebäude am Central Park in New York — nicht nur zur Behandlung durch den »Wunderarzt«, sondern auch zu gesellschaftlichen Ereignissen. Dr. Max Wolf lud in sein Landhaus, auf seine Farm, in sein riesiges Berggut in Millwood ein, das neben fünf festen Häusern einen eigenen Tierpark besaß.
Was war an diesem Mann, was konnte er besser als andere, daß er solche Erfolge und eine so ungewöhnliche Berühmtheit erlangen konnte?
Er selbst erklärte es so: »Ich war mein Lebtag neugierig und wißbegierig, und es gab wenig Dinge, die mich nicht wirklich interessierten. Bei allem, was mir begegnete, war ich darauf aus, die wahren Ursachen zu ergründen. Dazu besaß ich grenzenlose Geduld, an einer Sache, die mich fesselte, dranzubleiben. Ich

war Perfektionist genug, sie zu Ende zu führen, ob es nun ein Brief, eine Radierung oder ein Einfall war. Mit eiserner Willensstärke versuchte ich, meine Schwächen zu überwinden, sobald ich sie erkannt hatte. Ferner war ich beherrscht von intensivem Einfühlen in Mitmenschen, vor allem, wenn sie litten, und vom Verlangen, ihnen zu helfen.«

Dank seiner Neugierde war er immer aufgeschlossen allen neuen Methoden der Heilkunst gegenüber. Doch er übernahm die »Mode-Therapien« nicht einfach, sondern er überprüfte sie, suchte nach wissenschaftlichen Beweisen für ihre Wirksamkeit und testete sie in seinem eigenen, sehr leistungsfähigen Labor. In seinem Suchen begegnete er so gut wie allen Pionieren moderner Medizin und geriet mit ihnen in heftige Auseinandersetzungen, wenn er wieder einmal tiefer bohrte und Belege für ihre Behauptungen verlangte.

Die Sternstunde der Enzymtherapie

Die wohl wichtigste Begegnung dieser Art war für Dr. Max Wolf 1932 die mit dem Wiener Arzt und Wissenschaftler Professor Dr. Ernst Freund, dem Direktor der Krebsstation an der Klinik Rudolfina in Wien. Professor Freund hatte in der Krebsdiagnose und -therapie völlig neue Wege eingeschlagen. Dr. Wolf konnte sich über Jahre hinweg davon überzeugen, daß seine Patienten dank einer eigenen Krebsdiät für damalige Zeiten geradezu sensationelle Überlebenschancen besaßen. Viel wichtiger für ihn aber war die Entdeckung Professor Freunds, daß das Blut krebsfreier Menschen eine Substanz besitzt, welche imstande ist, Krebszellen aufzulösen — eine krebsfeindliche Substanz, die im Blut Krebskranker nicht mehr nachzuweisen ist. Professor Freund nannte die Substanz »Normalsubstanz«. Er konnte die Substanz aus dem Blut gesunder Menschen isolieren und nachweisen, daß das Serum von Krebspatienten einen »Gegenstoff« enthielt, das diese Normalsubstanz sofort neutralisiert. Professor Freund konnte seine Forschungen nicht weiterführen, weil er 1937 in Wien verfolgt, verhaftet und enteignet wurde. Mit Wolfs Hilfe gelang es ihm zwar, nach London zu entkommen, doch dort starb er kurz darauf.

Dr. Max Wolf war von der Entdeckung der »Normalsubstanz« fasziniert und forschte weiter. Und er kam dahinter, was bald auch von anderer Seite bestätigt wurde, daß die »Normalsubstanz« hauptsächlich aus eiweißlösenden (proteolytischen) Enzymen bestand.

Das war die Sternstunde Dr. Wolfs — und die Geburtsstunde der Enzymtherapie.

Der New Yorker Arzt machte sich daran, die Enzyme zu erforschen und stieß auf immer noch interessantere Zusammenhänge und auf die Tatsache, daß eigentlich Enzyme immer schon zur Heilung besonders schwerer und bösartiger Krankheiten verwendet wurden, — und zwar ohne daß man die Zusammenhänge kannte.

So binden beispielsweise viele Indianerstämme die Früchte und Blätter der Papayapflanze auf schlimme Wunden. Sie hatten die Erfahrung gemacht, daß diese

Pflanze bei Verbrennungen, Infektionen und Vereiterungen besonders gut und rasch hilft. Und sie wußten auch, daß nicht nur Geschwulste bei dieser Behandlung verschwanden, sondern auch die Schmerzen deutlich nachließen.
Papaya ist aber eine Pflanze mit besonders wertvollen proteolytischen Enzymen. Sie wird auch heute noch weithin als Enzymquelle benutzt.
Ein Arzt aus Philadelphia behandelte schon zu Beginn des 19. Jahrhunderts seine Krebspatienten mit Magensaft! Und auch er konnte damit gute Erfolge erzielen. Der eigentliche Wirkstoff war auch in diesem Fall doch wohl das eiweißspaltende Verdauungsenzym Pepsin.
Nachdem dieses Enzym 1836 entdeckt worden war und dann auch aus der Magensäure isoliert werden konnte, wurde es gezielt und wiederum mit guten Erfolgen in der Krebstherapie eingesetzt. Die Therapie mit Enzymen erlebte einen ungeheuren Aufschwung, als der Wissenschaftler Dr. John Beard 1911 in seinem Buch über Erfolge in der Krebstherapie mit Enzymen der Bauchspeicheldrüse berichtete. Überall versuchte man, ihn nachzuahmen.
Und warum ist das alles in Vergessenheit geraten? fragte sich Dr. Wolf.
Die Antwort war ganz einfach: Vor fast hundert Jahren gab es noch keine Möglichkeit, die körpereigenen Enzyme rein zu gewinnen. Man verabreichte den Patienten einen Extrakt aus Organen geschlachteter Tiere (Magenschleimhaut, Bauchspeicheldrüse), wobei es der Verunreinigungen wegen immer wieder zu schweren Nebenwirkungen kam. Außerdem wußte

man viel zu wenig Bescheid über die Empfindlichkeit der Enzyme gegenüber Wärmeeinwirkungen. Die verwendeten Extrakte waren deshalb großenteils nicht nur wertlos, sondern darüber hinaus auch noch gefährlich. Deshalb gerieten sie auch bald wieder in Vergessenheit.

Vom Ferment zu den Enzymen

Die Geschichte der Entdeckung der Enzyme ist — ich habe es schon angedeutet — ein Kuriosum für sich! Man muß sich das immer vor Augen halten: Erst der große französische Chemiker Louis Pasteur (1822—1895), der Entdecker der Mikroorganismen und der Infektionen — vorher wußte man noch nicht, daß es Krankheitserreger gibt! —, erkannte, daß Gärungen und Fäulnis und andere biologische Umwandlungen durch mikroskopisch winzige Lebewesen zustande kommen. Das alles ist noch nicht einmal 200 Jahre her! Es dauerte wiederum Jahrzehnte, ehe man erkannte, daß nicht Bakterien, Pilze und Hefe die Gärung, die Verwandlung von Milch in Käse, oder auch die Fäulnis verursachten, sondern deren Enzyme. Diese nannte man — bis fast in unsere Tage hinein — Fermente = Gärstoffe, 1836 entdeckte Th. Schwann als erstes Ferment das Pepsin im Magensaft. 1837 fand man in bitteren Mandeln das Enzymgemisch Emulsin, 1839 im Senf das Myrosin, 1848 im Pankreassaft das Trypsin, 1849 die fettspaltenden Lipasen.
Entdeckt wurden sie nach und nach. Doch ihre Be-

deutung wurde noch lange nicht anerkannt. Erst 1926 gelang es erstmalig, ein Ferment in reiner Form darzustellen und in seiner chemischen Struktur zu entschlüsseln.
Heute kennen wir über zweitausend Enzyme — und wahrscheinlich noch längst nicht alle. Wir wissen, daß jedes Enzym spezialisiert ist auf eine einzige Katalysatorwirkung. Wenn es ausfällt, kann kein anderes Enzym seine Aufgabe übernehmen. Und es ist auch bekannt, daß jedes Enzym sein Antienzym besitzt — ein »Gegenmittel«, das das Enzym an unbegrenzter Wirksamkeit hindert. So gibt es wohl nicht nur ein einziges Enzym, sondern sogar mehrere, die ihre Tätigkeit unmittelbar nach einer Verletzung beginnen und für die Gerinnung des Blutes sorgen. Das oder auch die Gegenenzyme halten im Normalfall das Blut »flüssig« und verhindern eine unzeitgemäße Gerinnung. Das Magen-Enzym Pepsin beispielsweise ist in einer unproblematischen Vorform in der Magenschleimhaut vorhanden. Es wird erst durch die Salzsäure des Magens aktiviert. Gleichzeitig besitzt die Magenschleimhaut einen Schutzstoff — wiederum ein Enzym —, der dafür sorgt, daß die Magenschleimhaut nicht vom Pepsin angegriffen werden kann. Das alles fand Dr. Max Wolf bei seinen Studien über die Enzyme. Es war herzlich wenig. Doch in ihm war der Forscher geweckt. Und bald wußte er sich auf der richtigen Spur — hin zu einer neuen, natürlichen Heilmethode.
Bereits sein erstes wissenschaftliches Experiment überhaupt zielte in die richtige Richtung: Schon kurz nach Abschluß seiner Studien in New York stellte

sich der frischgebackene Arzt die Frage: Wie wird unser Körper eigentlich mit Giften fertig? Stimmt es — das war 1920 noch allgemeine Annahme —, daß Gifte einzig und allein von den Nieren ausgefiltert und damit ausgeschieden werden?

Um diese Fragen zu klären, unternahm Dr. Wolf zusammen mit seinem Bruder Carl einen Selbstversuch: Er schluckte ein bekanntes, starkes Gift, das ihn beinahe umgebracht hätte. Er sammelte über Tage den Urin und analysierte ihn. Danach stand fest: Nicht das Gift wurde ausgeschieden, sondern Abbauprodukte. Der Giftstoff war also in der Leber zunächst umgebaut und dann erst ausgeschieden worden.

Die Frage war nun: Welche Kräfte hatten die Verwandlung des Giftes bewirkt?

Nach dem Zweiten Weltkrieg traf Dr. Max Wolf in München den deutschen Arzt Dr. Adolf Gaschler. Dieser hatte das Krebsmittel »Carzodolan« entwickelt, das intramuskulär verabreicht wurde. Es enthielt einen Extrakt der Bauchspeicheldrüse. Doch die Dosierung der Enzyme war nach Meinung von Dr. Wolf zu gering. Er riet dem Arzt, dem Medikament stärkere pflanzliche Enzyme beizumischen, damit so die Wirkung verbessert würde. Doch Dr. Gaschler war nicht zu überzeugen.

Deshalb beschloß Dr. Wolf, sich nun selbst intensiv der Enzymforschung zu widmen. Unterstützt vom späteren Außenminister John Foster Dulles, gründete er ein Institut, das bald darauf von der Columbia-Universität übernommen wurde. Zusammen mit seiner Mitarbeiterin Helene Benitez erforschte er nun ein gutes Jahrzehnt lang die Wirkung von Enzymen

— zuerst an bösartigen Tumoren, später als Heilmittel gegen Viren, als Entzündungshemmer, als Mittel gegen Arteriosklerose. Und als Schmerzmittel. Die beiden Forscher versuchten, immer noch wirksamere Enzym-Mischungen zu finden und besaßen schließlich ein Heilmittel, das ihren Erwartungen voll entsprach. Sie nannten es Wobe-Mugos — die beiden ersten Buchstaben der beiden Namen Wolf und Benitez (Wo-be).
Dieses »Wundermittel« — heute eines der am meisten angewendeten biologischen Naturheilmittel — hat letztlich dazu geführt, daß sich die Prominenz Amerikas in Wolfs Praxis drängte. Denn seine Erfolge sprachen sich herum.

Der Dichter und der Magentumor

William Somerset Maugham (1874–1965) hatte von einer Reise in den Himalaja eine schwere Malaria mitgebracht. Viele Dutzend, wenn nicht sogar über hundert Ärzte, hatten sich vergeblich bemüht, den Dichter von den Fieberanfällen zu heilen. Schließlich kam auch er 1945 zu Dr. Wolf nach New York. Er war zum Skelett abgemagert und zu allem bereit. »Mach schnell! Mein miserables Leben ohne Hoffnung auf Erleichterung ist nicht mehr lebenswert. Injiziere mir dein verdammtes Zeug!« sagte er. Dr. Wolf heilte ihn mit einer »Roßkur«, einer lebensgefährlich hohen Dosis Chinin, die er allerdings zuvor genau berechnet und getestet hatte.
Drei Jahre nach dieser Kur litt der Dichter an schwe-

ren Verdauungsstörungen, Erbrechen und einem heftigen Druck in der Magengegend. Röntgenbild und Endoskopie zeigten einen kindskopfgroßen weichen Tumor am Magenausgang. Maugham lehnte eine Operation entschieden ab. Eine Bestrahlung schien wirkungslos zu sein. Deshalb behandelte ihn Dr. Wolf mit seinem Enzympräparat Wobe-Mugos. Und tatsächlich löste sich der Tumor völlig auf. Im Röntgenbild war keine Spur mehr davon zu finden. Der Dichter lebte danach recht munter noch 17 Jahre und wurde schließlich fast 92 Jahre alt.
Etwa zur selben Zeit hörte Dr. Max Wolf von einer bevorstehenden Katastrophe in der Orchideenzucht: Die wertvollen Pflanzen waren von Viren befallen, und es schien kein Mittel gegen die »Infektion« zu geben. Der Arzt bot seine Hilfe an. Er besprühte die Pflanzen mit seinem Enzymgemisch. Alsbald bekamen sie keine gelben Flecken mehr, sondern blieben gesund. Bald kamen auch Tabakpflanzer zu ihm, um von ihm das »Wundermittel« zu bekommen.
Eines allerdings konnte Dr. Wolf mit all seinen Erfolgen nicht erreichen: die Zulassung seiner Enzympräparate als Arzneimittel durch die amerikanische Gesundheitsbehörde. So mußte er mit seinen Enzymen ins Ausland gehen. Es waren vor allem deutsche und spanische Ärzte, die das Wobe-Mugos klinisch testeten — wiederum mit spektakulären Erfolgen, ein österreichisches und ein deutsches Pharma-Unternehmen, die die Herstellung der Enzympräparate übernahmen und diese weiterentwickelten.
Dr. Max Wolf hat die ersten großen Bestätigungen seiner neuen Therapie noch erleben dürfen, ehe er

1975, im Alter von 90 Jahren, verstarb. Noch steht sein Name in keinem Lexikon, und kaum ein Medizinstudent wird jemals seinen Namen hören. Doch ich bin überzeugt davon, daß sich das in Kürze ändern wird. Denn schon heute hat sich die Enzymtherapie etabliert. Und Forschung und Entwicklung schreiten in Riesenschritten voran.

Nicht zuletzt deshalb habe ich in meiner Zeit als Chefarzt am Schwarzwald Sanatorium Obertal schon vor vielen Jahren die Enzymtherapie als eine unter vielen natürlichen, sanften Heilmethoden eingeführt und sie in Kombination mit anderen natürlichen Heilmethoden (ThymoSand-Therapie, Heilfasten, Serumtherapie, Ozontherapie, Autogenes Training) – aber auch in Kombination mit streng »schulmedizinischen« internistischen Therapien zur Anwendung gebracht. In eigener klinischer Tätigkeit konnte ich mich immer wieder von der oft verblüffenden Wirksamkeit der Enzymtherapie überzeugen.

Auch Enzyme sind kein Allheilmittel, das in jedem Falle helfen könnte und andere Therapien überflüssig machen würde. Doch dort, wo Enzyme fehlen, ist oft jegliche andere Maßnahme von vornherein zum Scheitern verurteilt.

2
Enzyme - die Lebensstoffe gegen das Altern

Es liegt schon einige Zeit zurück. In einer Münchner Klinik ließ ein junges Mädchen seine abstehenden Ohren korrigieren. In der Abteilung für plastische Chirurgie entfernte der Oberarzt ein Stückchen der Knorpel und nähte die Enden wieder zusammen. Ein Routineeingriff. Alles schien wunschgemäß zu verlaufen.

Mit einem hatte der Chirurg allerdings nicht gerechnet: Der Vater des Mädchens hatte gelesen, daß Enzyme für besonders winzige Narben sorgen. Er wollte seiner Tochter helfen und veranlaßte sie, regelmäßig Enzyme einzunehmen. Als der Arzt den Verband abnehmen wollte, mußte er zu seinem Entsetzen feststellen, daß die Nahtstellen auseinanderklafften. Er hatte nämlich einen Faden verwendet, der sich im Laufe der Zeit selbst auflöst. Die Einnahme von Enzymen aber hatte diesen Auflösungsprozeß unangenehm beschleunigt!

Ein Fehler, gewiß. Aber bestätigt er letztlich nicht, daß Enzympräparate, auch wenn sie in Form von Dragees eingenommen werden, wirksam sind?

Gesundheit verlangt ausreichend wirksame Enzyme

Niemand zweifelt heute mehr an der Bedeutung der Enzyme für unsere Gesundheit. So heißt es beispielsweise in einem Medizinlexikon heute: »Leben ist das geregelte Zusammenwirken aller Vorgänge, die von den Enzymen geleistet werden. Krankheit ist dann sinngemäß die Störung des harmonischen Zusammenwirkens der Enzyme.«
Längst gilt es als absolut gesichert, daß manche Menschen aufgrund eines Gendefekts mit einem oder gar mehreren Enzymfehlern geboren werden. Sie leiden unter sogenannten Enzymopathien. So kann, um nur zwei Beispiele zu nennen, eines von etwa 50000 Neugeborenen die Muttermilch nicht verwerten, weil die entsprechenden Enzyme fehlen oder nicht ausreichend leistungsfähig sind. Es handelt sich dabei also nicht um eine Allergie, sondern um die Unfähigkeit des Organismus, gewisse Bestandteile der Milch aufzuspalten. Am häufigsten unter den angeborenen Enzymopathien ist die sogenannte Phenylketonurie. Sie wird bei einem von 10000 Neugeborenen beobachtet: Der Körper ist nicht imstande, Aminosäuren umzubauen, weil das entsprechende Enzym fehlt oder unwirksam ist. Wird ein Kind mit diesem Fehler nicht sofort behandelt, führt der Enzymdefekt zum Schwachsinn.
Neben der Enzympathologie hat sich ebenso längst die Enzymdiagnostik in der modernen Medizin etabliert. Es gibt nämlich dreierlei Enzyme: Die erste Gruppe wird in Drüsen, vor allem in der Bauchspei-

cheldrüse, produziert und in den Essensbrei zu dessen Verdauung gegeben. Die zweite Gruppe sind jene Enzyme, die der Körper in das Blut gibt, damit es »flüssig« bleibt oder im Falle der Verletzung gerinnt. Die dritte Gruppe der körpereigenen Enzyme wird in den Körperzellen hergestellt und verbleibt auch dort, um an Ort und Stelle den Stoffumsatz zu regeln. Diese Enzyme kann man normalerweise nur in geringen Mengen nachweisen. Denn nur wenn eine Zelle zugrunde geht oder auf natürliche Weise abgebaut wird, treten sie ins Blut über.

Findet man sie aber plötzlich in größeren Mengen im Blut, dann weiß man, daß ein umfangreicher Zerstörungsprozeß stattgefunden hat. Aus der Menge der gefundenen Enzyme kann man sogar auf die Zahl der zerstörten Zellen rückschließen. Daraus hat man ein Diagnoseverfahren entwickelt, das beispielsweise nach einem Herzinfarkt wertvolle Hinweise über den Umfang der Schädigung geben kann. Diagnostisch relevant ist der Anstieg der Serumenzyme CK, früher CPK genannt (Keratin-Phospho-Kinase), LDH (Laktat-Dehydrogenase), AST und Alt (Transaminasen) nach Herzinfarkt, CK bei Muskelerkrankungen, Amylase bei Pankreatitis. Ähnlichen Enzymanstieg im Blut gibt es bei einer Hepatitis (Leberentzündung).

Auch über die Enzymtherapie als Substitution, etwa nach einer Magenresektion oder bei schweren Verdauungsstörungen, braucht man längst nicht mehr zu streiten. Wenn ein Teil des Magens oder auch der ganze Magen operativ entfernt werden mußte, dann fehlen die Magenenzyme. Sie müssen ersetzt werden, ähnlich wie man das Insulin ersetzt, wenn die Insel-

zellen der Bauchspeicheldrüse es nicht mehr in ausreichenden Mengen selbst produzieren können.
Das alles ist seit langem unbestritten.
Die Zweifel haben sich in den letzten Jahrzehnten auf die Fragen konzentriert: Braucht der Körper im Normalfall überhaupt Enzyme — oder stellt er den nötigen Bedarf nicht selbst her? Außerdem: Kann man dem Organismus tatsächlich »künstlich« Enzyme zuführen? Werden diese Eiweißstoffe nicht verdaut, noch bevor sie an der gewünschten Stelle eintreffen können? Wenn sie aber wirklich an Ort und Stelle angelangen, sind sie ihrer Struktur nach dann nicht viel zu groß, um überhaupt ins Blut hinüberwechseln zu können?
Solche Fragen dringen zum Kernpunkt aller Bemühungen um Gesundheit und Erhaltung der Jugendkräfte vor, letztlich um das Problem, um das sich alles dreht: Warum altern Organismen überhaupt? Warum müssen wir Menschen ab einem bestimmten Alter Leistungseinbußen und später sogar eine gewisse Hinfälligkeit hinnehmen — eine Tatsache, die es bei Tieren in freier Wildbahn im Gegensatz zu Haustieren in dieser krassen Form offensichtlich nicht gibt? Warum haben so viele unter uns bei einsetzendem Alter mit chronischen Leiden zu tun — und warum kommen sie überhaupt zustande?

Die Hintergründe des Alterns

Einer der namhaftesten Altersforscher unserer Tage, Dr. Ivan Popov, Biologe und Chemiker, Direktor des

Revitalisierungszentrums in Nassau auf den Bahamas, hat es einmal so formuliert: »Ich bin überzeugt davon, daß der Mensch als Mitglied des Tierreichs zu früh alt wird — und zu lange alt ist. Sehen Sie sich die wildlebenden Tiere an: Je älter sie werden, desto stärker sind sie. Sie sterben in der Fülle des Lebens. Wir aber verbringen das halbe Leben im Zustand der Senilität und Kraftlosigkeit.« Das klingt reichlich übertrieben — und ist im Kern doch richtig. Bei vielen Tieren ist es tatsächlich so, daß sie erst ein Sechstel ihres Lebens hinter sich haben, sobald sie erwachsen geworden sind. Legten wir diesen Maßstab an das Menschenleben an, dann müßten wir alle rund 120 Jahre alt werden — und zwar ohne wesentliche Einbußen an Lebensqualität. Zumindest mit 65, dem Pensionsalter, müßten wir noch voll auf der Höhe sein, ohne merkliche Verschleißerscheinung. Statt dessen setzt der Alterungsprozeß unübersehbar bereits um das 30. Lebensjahr ein. Zuerst werden unsere Gesichtszüge markanter. Wir bekommen die typischen »Charakterlinien«. Leistungssportler nähern sich bereits dem Ende ihrer Karriere. Fünf Jahre später lassen sich »Krähenfüße« um die Augen herum kaum mehr übersehen. Um die 40 sind die Runzeln, Falten, Tränensäcke schon so deutlich geworden, daß sich manche Frau zu den ersten Schönheitskorrekturen entschließt. Und danach geht es immer schneller: Die Haut wird dünn, trocken, grau, gefleckt, mumienhaft ledern. Im selben Tempo aber lassen Elastizität und Leistungskraft nach, und auch das Immunsystem wird schwächer. Der Körper beginnt nach und nach zu schrumpfen. Und auch die geistigen

Kräfte verkümmern. Eine Forelle dagegen wächst bis zum Augenblick des Verendens Jahr um Jahr, so daß man an ihrer Größe sogar abmessen kann, wie alt sie wirklich ist. Ähnlich ist es bei Hirsch und Reh und vielen anderen Tierarten.

Eines ist sicher: Einzeller und auch primitive Kleinorganismen altern in diesem Sinne nicht. Sie vermehren sich durch Teilung – und sind damit immer wieder jung. Im Grunde besitzen sie damit sogar eine gewisse irdische Unsterblichkeit: Man kann sie zwar vernichten, aber sie gehen nicht zugrunde, weil sie eine festgesetzte Altersgrenze erreicht hätten.

Im menschlichen Organismus ist den Zellen dagegen ein Limit gesetzt. Sie teilen sich nur 50mal. Dann findet keine weitere Zellteilung mehr statt. Dann gibt es auch kein Wachstum mehr – aber trotzdem noch eine Erneuerung. Eine unfaßbare Fülle embryonaler Zellen steht bereit, den Platz geschädigter oder zerstörter oder auch altgewordener Zellen zu übernehmen. Wenn wir uns beispielsweise verletzen, dann heilt die Wunde zu – und zwar genau nach Plan: Die neuen Zellen wachsen nicht über das hinaus, was vorher dagewesen ist. Nur entartete Zellen, die Krebszellen und manche gutartigen Wucherungen, halten sich nicht an diese Ordnung. Krebszellen vermehren sich praktisch endlos. Deshalb ist Krebs so gefährlich: Der Tumor wird immer größer und zerdrückt und zerquetscht seine Umgebung.

Von der Zellstruktur und der »inneren Uhr« der einzelnen Zellen her ist dem menschlichen Leben also eine natürliche Grenze gesetzt, die aber ganz offensichtlich weit hinter dem liegt, was wir tatsächlich erreichen. Das vorzeitige Altern hat mit dieser Grenze aber überhaupt nichts zu tun. Der Hintergrund dafür ist einzig und allein das Versorgungs- und Entsorgungsproblem des milliardenfachen Zellverbandes. Die Zellen büßen letztlich ihre Vitalität, ihre Lebenskraft ein, weil sie im »Unrat« ersticken; weil die Blutversorgung unzureichend geworden ist; weil sie nicht mehr bekommen, was sie zum vollen Leben brauchen und nicht loswerden, was sich an Stoffwechselabfällen nach und nach angesammelt hat.

Hier geht es aber wieder um Enzyme. Sie sind die wichtigsten »Ordnungskräfte« des Körpers. Von ihrer Schlagkräftigkeit hängt es zunächst ab, ob die Nahrung so »umgebaut« wird, daß sie überhaupt vom Blut aufgenommen werden kann. Sie sind verantwortlich dafür, daß Schadstoffe und Gifte unschädlich gemacht werden, bevor sie ihr Zerstörungswerk in Gang setzen konnten. Sie müssen die Membranen der Zellen sauberhalten, damit die lebenswichtigen Substanzen durch sie hindurch aufgenommen werden können. Sie müssen die Blutgefäße von Ablagerungen freihalten, vor allem aber auch den »Abfall« zerlegen und umformen, damit er überhaupt aus dem Körper ausgeschieden werden kann. Sie müssen aufpassen, daß sich aus harmlosen und nützlichen Substanzen keine gefährlichen oder schädlichen bilden. Eine Fülle schwieriger Aufgaben, die, wie gesagt, von sehr unterschiedlichen Enzymen bewältigt werden muß, von denen jedes nur eine einzige zu lösen imstande ist. Die beste Versorgung des Körpers mit eiweißspaltenden Enzymen nützte wenig, sollten nicht ausreichend fettspaltende Enzyme vorhanden sein. Fehlte es an eiweißspaltenden Enzymen, dann käme vor allem das »Aufräumen« im Organismus sehr schnell zum Erliegen.

Um nur ein Beispiel zu nennen, das bei der Entstehung chronischer Leiden eine bedeutsame Rolle spielt: Wenn wir eine Infektion nach der anderen durchmachen, dann schafft es unser Körper möglicherweise immer wieder — wenn auch nur unter größten Anstrengungen —, die Krankheitserreger zu vernichten. Diese Leistung ist gegebenenfalls um so schneller erbracht, je stärkere Medikamente wir einsetzen. Doch mit der Vernichtung von Bakterien, Viren, Pilze ist ja erst ein Teil der notwendigen Abwehrmaßnahmen geleistet. Noch ist der Körper überschwemmt mit den sogenannten Immunkomplexen: Antigen und Antikörper bilden zusammen einen Komplex, der zwar seine Zerstörungskraft verloren hat, der aber immer noch zugegen ist und den Organismus erheblich belasten kann. Diese zirkulierenden Immunkomplexe müssen abgebaut und aus dem Blut, aus der Lymphe, von den Zellwänden entfernt und ausgeschieden werden. Wenn wir etwa Antibiotika bekommen haben, müssen auch diese wieder aus dem Körper geschafft werden. Mit der »Entwaffnung« der Krankheitserreger ist es eben nicht getan. Wir mögen uns nach einer schweren Infektion wieder wohl und leistungsfähig fühlen — doch wir sind noch nicht wieder gesund, solange unser Körper die Folgen der millionenfachen Begegnungen zwischen Angreifer und Abwehrkräften nicht beseitigt hat. Wieder sind also neben stabilen, intakten Abwehrkräften auch Enzyme gefordert, diese Leistung zu erbringen. Wird sie nicht oder nur unvollständig erbracht, dann kann es zur Irritierung der Abwehrkräfte kommen. Im schlimmsten Fall greifen diese dann sogar das eigene, geschädigte Gewebe an.

Das Beispiel zeigt aber auch, daß wir im leichtsinnigen Umgang mit den sogenannten Banalinfekten einen stark erhöhten Bedarf an Enzymen haben. In gleicher Weise muß dieser naturgemäß um so drastischer erhöht sein, je üppiger wir uns ernähren. Jeder Bissen braucht Enzyme. Und es ist einwandfrei nachgewiesen, daß die Verdauung um so besser funktioniert, je mehr wirksame Enzyme zur Verfügung stehen.

Zur Essensmenge kommt als zusätzlich enzymfordernder Faktor die Belastung unserer Lebensmittel mit Schadstoffen (Farben, Konservierungsmittel, Rückstände von Düngung und Schädlingsbekämpfung) hinzu. Ernähren wir uns nun auch noch einseitig, etwa mit zuviel Fleischwaren, dann sind Unmengen ganz spezieller Enzyme, etwa der eiweißspaltenden Enzyme, erforderlich.

Und auch das ist noch nicht alles: Die moderne gehetzte Lebensweise, die pausenlos Streßreaktionen mit schwierigsten Stoffwechselprozessen in Gang setzt, stellt ebenfalls höchste Anforderungen an die Enzyme. Es ist also sicherlich nicht übertrieben, wenn man feststellt, daß der moderne Mensch, gemessen an früheren Generationen, sehr viel mehr Enzyme benötigt.

Demgegenüber aber bekommen wir mit unserer Nahrung weit weniger Enzyme und Enzymbausteine als früher geliefert. Tatsächlich ist es nämlich keineswegs so, daß unser Körper nicht auf Enzym-Zulieferungen angewiesen wäre, weil er jederzeit und lebenslang ausreichend davon selbst herstellen könnte. Die Natur hat es auf wunderbare Weise so eingerichtet, daß mit den Kohlenhydraten, mit Eiweißstoffen und Fetten, kurz mit allem, was uns als Nahrungsmittel angeboten wird, immer zugleich auch die Enzyme mitgeliefert werden, die zu ihrer Verdauung nötig sind. Man könnte es fast so sagen: Die Natur liefert niemals eine harte Nuß, ohne gleich den Nußknacker dazuzulegen. So enthalten alle frischen Produkte wertvolle Enzyme — und zugleich auch noch jene Enzymbausteine, nämlich Vitamine, Spurenelemente, Mineralien, die der Körper braucht, um daraus zusammen mit komplizierten Eiweißstoffen zusätzliche Enzyme herzustellen.

Diese guten Absichten haben wir in unseren Tagen nun allerdings gründlich zunichte gemacht: Einerseits sind unsere Ackerböden mittlerweile so sehr ausgelaugt, daß der Bedarf an wichtigen Spurenelementen und Mineralien nicht mehr ausreichend gedeckt werden kann. Zum Gesundbleiben reicht deshalb ein gesundes Essen allein nicht mehr aus. Um wirklich vollwertig zu sein, muß die Nahrung sinnvoll ergänzt werden. Andererseits zerstören wir das, was die Nahrungsmittel an fertigen Enzymen noch mitbringen, durch die weithin falsche Behandlung der Nahrungsmittel und durch eine falsche Zubereitung der Speisen. Es ist ein Teufelskreis!

Die Enzyme besitzen nämlich fast ausnahmslos eine verhängnisvolle Schwäche: Sie können keine Hitze ertragen. Die meisten Enzyme werden schon bei

Temperaturen um die 50 Grad zerstört. Das heißt aber: Rohe Nahrungsmittel enthalten Enzyme, gekochte, pasteurisierte, konservierte Lebensmittel sind enzymleer. Wir nehmen also Nahrung zu uns – ohne die ursprünglich mitgelieferten »Werkzeuge«, die ihre Verwertung erst möglich machen.

Wie sich das auswirkt, das zeigte ein wissenschaftliches Experiment: In einem zoologischen Garten teilte man einige Tiere in zwei Gruppen. Alle bekamen dasselbe Fleisch, dieselben Rüben, dieselben Bananen – nur war dieses Fressen einmal roh, das andere Mal gekocht. Das Ergebnis dieses Versuchs zeigte sich erst nach Jahren – dann aber um so dramatischer: Die mit gekochter Nahrung gefütterten Tiere gediehen zunächst prächtig, sie wurden in der Regel sogar größer als die anderen. Auch zeigten sie einen ausgeprägteren Appetit. Als sie allerdings das beste Alter erreicht hatten, wurden sie kränklich. Sie bekamen dieselben Leiden, die man heute bei uns Menschen als Zivilisationskrankheiten bezeichnet: Herz-Kreislauf-Erkrankungen, Diabetes, Rheuma – in erhöhter Zahl auch Krebs. Sie alterten schneller, und sie starben vorzeitig. Ganz offensichtlich war ihr Körper nicht in der Lage, die beim Kochen zerstörten Enzyme voll zu ersetzen. Zumindest gelang das von einem bestimmten Lebensalter an nicht mehr.

Kurz: Dem vermehrten Bedarf an Enzymen steht ein stark vermindertes Angebot gegenüber. In jüngeren Jahren scheint das ohne schlimme Folgen zu sein, weil der Körper noch in der Lage ist, auch das doppelte Defizit immer wieder einigermaßen auszugleichen.

Hier sind wir an einem ganz entscheidenden Punkt unserer Überlegungen angelangt. Es ist Tatsache — das wurde mittlerweile hundertfach und überzeugend nachgewiesen: Der Enzymspiegel des Menschen sinkt um die Lebensmitte deutlich ab. Dieses Absinken aber steht in einem direkten Verhältnis zur Zunahme der typischen Altersanzeichen und zur Zunahme der Anfälligkeiten für die berühmten Altersleiden.

Schon um das 40. Lebensjahr, wenn sich nach jahrzehntelanger Überforderung der enzymproduzierenden Organe, vor allem der Bauchspeicheldrüse, eine gewisse Erschöpfung eingestellt hat, beginnen eben jene gesundheitlichen Probleme, die den Enzymmangel anzeigen:

Blähungen — und andere Verdauungsstörungen

Plötzlich wird man von Blähungen und anderen Verdauungsproblemen geplagt, weil es dem Körper nicht mehr gelingt, alle Nahrungsstoffe enzymatisch aufzuschließen. Es kommt zu Gasbildungen, zum eiweißhaltigen Stuhl und zahlreichen anderen Störungen, die einen vielleicht sogar zwingen, auf bestimmte Nahrungsmittel ganz zu verzichten.

Altersflecke und Warzen

Die Haut bekommt Altersflecke, weil der Hautfarbstoff an manchen Stellen nicht mehr abgebaut wird.

Es bilden sich auf der Haut Warzen, das Ergebnis einer Virusinfektion.

Schlechtheilende Wunden und häßliche Narben

Wunden heilen nicht mehr so zügig wie zuvor, vielleicht bilden sich sogar häßliche wulstige Narben.

Blutergüsse verschwinden zu langsam

Blutergüsse verfärben sich nicht mehr zügig und verschwinden bald, sondern es dauert immer länger, bis das Blau zu Gelb geworden und der Abbau des geronnenen Blutes unter der Haut beendet ist.

Anfälligkeit für Infektionen

Vielleicht könnte man über solche Enzymmangel-Hinweise noch hinwegsehen und sie als lästige aber ungefährliche Alterserscheinungen hinnehmen — wären sie nicht ein schrilles Alarmzeichen und gäbe es nicht bedrohliche Erkrankungen, die damit Hand in Hand gehen oder den ersten Anzeichen bald nachfolgen können: Anfälligkeiten für Infektionen, vor allem für Virusinfektionen, chronische Leiden wie Rheuma, Diabetes, Arteriosklerose, Durchblutungsstörungen — und auch Krebs.
Wie muß die Schlußfolgerung aus solchen Einsichten aussehen?

Niemand soll dazu ermuntert werden, von nun an auf alle gekochten, gebratenen, pasteurisierten Speisen zu verzichten. Das könnte sogar falsch sein. Manche Bestandteile des Essens werden durch das Kochen erst richtig bekömmlich. Schon die Ärzte des Mittelalters wußten, daß selbst Obst gekocht gesünder als in roher Form sein kann, weil frisches Obst, vor allem frische Birnen, »Bauch und Unterleib unterkühlen«. Sie meinten damit, daß eine rohe Birne sich nachteilig auf den Blutfluß im unteren Bauch auswirken kann — womit die Birne nicht eben als Aphrodisiakum empfohlen werden könnte. Ein Birnenmus dagegen ist nicht nur leichter verdaulich, sondern es fördert auch die Blutzirkulation im Bauchraum.

Wohl einer der schlimmsten Fehler beim Essen ist der »heiße Beginn«: Morgens schütten wir in Hast und Eile den heißen Kaffee hinunter. Mittags und oft auch abends starten wir die Mahlzeit mit einer Suppe, vielleicht ist es sogar eine dampfende Fleischbrühe mit besonders vielen Hitzekalorien. Ein Wunder, daß wir dabei nicht Mund und Rachen verbrennen! Die Magenenzyme zumindest reagieren da sehr viel empfindlicher. In den meisten Fällen dürfte die Wärme des Kaffees, Tees oder der Suppe noch ausreichen, sie zu vernichten. Dann fehlen sie für die nachfolgenden Speisen, die schwer im Magen liegen.

Der Schweizer Arzt Dr. Bircher-Benner war auf dem richtigen Weg, als er genau hier ansetzte und forderte, die Suppe müsse wenigstens zeitweise durch ein Müsli oder durch eine kalte Vorspeise aus rohem Gemüse, Obst, Salaten ersetzt werden. Diese Vorspeisen liefern nicht nur Enzyme — sie erhalten auch die körpereigenen. Vor vielen Jahren habe ich deshalb am Schwarzwald Sanatorium Obertal eingeführt, daß gewissermaßen als erster Gang der Mahlzeit, also noch vor der Suppe, ein Teller mit Rohkost oder mit Frischkostsalaten gereicht wird.

Enzyme gelangen tatsächlich ins Blut

An den meisten der bisher dargelegten Tatsachen ist in den letzten Jahrzehnten kaum mehr gerüttelt worden. Daß es die Enzyme gibt und daß sie lebensnotwendig sind, hat sowieso kein ernstzunehmender Wissenschaftler jemals bezweifelt. Das eigentliche Problem lag ganz woanders. Die Argumente gegen eine Enzymtherapie lauteten etwa folgendermaßen: Selbstverständlich enthalten Früchte, frische, unbehandelte Milch, rohes Fleisch Enzyme. Sie lassen sich ja messen und auch herausfiltern. Leider sind diese Enzyme in ihrer molekularen Struktur recht kompliziert und dadurch so groß, daß sie unser Körper gar nicht aufnehmen kann. Möglicherweise kann man Enzyme per Injektion oder durch direktes Auftragen auf Wunden anwenden. Sobald sie aber in den Verdauungstrakt des Körpers gelangen, muß es ihnen ergehen wie allem, was wir zu uns nehmen: Die Enzyme werden in ihre Bausteine zerlegt. Im besten Fall könnte der Körper also die Enzyme in Teile aufspalten, um dann daraus wieder neue Enzyme zu bauen. Dieses Argument war nicht so leicht vom Tisch zu wischen. Schließlich galt bis vor kurzem in der Medizin noch die allgemein anerkannte Regel: Alle im

Körper vorkommenden Makromoleküle sind ausnahmslos von ihm selbst hergestellt. Werden solche Riesenmoleküle dem Körper zugeführt, dann muß er sie zuerst zerlegen und dann neu zusammensetzen, weil sie als Ganzes weder durch die Schleimhaut des Mundes noch die des Darmes aufgenommen werden können.

Daß diese Regel zumindest nicht uneingeschränkt und für alle Lebensabschnitte gelten kann, das war einfach übersehen worden. So gibt es keinen Zweifel daran, daß Säuglinge mit der Muttermilch sogenannte Immunglobuline bekommen, die einen Immunschutz für die ersten Lebensmonate vermitteln. Im Jahre 1988 konnte nun auch wissenschaftlich einwandfrei nachgewiesen werden, daß zumindest ein Teil der Enzyme, die mit Speisen oder auch in Drageeform eingenommen werden – nach exakten Messungen war es etwa ein Drittel – unverdaut in das Blut gelangen. Das geschieht einmal durch Persorption, also durch das Eindringen durch besonders große Öffnungen in den Darmzotten, zum anderen aber auch durch die sogenannte Pinozytose, eine Art Verflüssigung.

Damit ist endgültig bestätigt worden, daß es einen Sinn hat, eine Enzymtherapie auch gezielt vorzunehmen: Man kann dem Körper Enzyme über den Verdauungstrakt zuführen – sowohl mit unbehandelter, natürlicher Nahrung als auch mit Präparaten, die so »verpackt« sind, daß sich die Schutzhülle erst im Dünndarm auflöst.

Damit bin ich wieder einmal bei meinem dringlichsten Anliegen. Warten Sie nicht, bis sich Anzeichen des Alterns deutlich manifestieren. Beugen Sie dem vorzeitigen Altern vor, indem sie enzymreiche Nahrung zu sich nehmen: Ungekochtes, Unbehandeltes, Lebendiges im wahrsten Sinn des Wortes! Näheres dazu finden Sie in meinem »Trainingsprogramm«. Einer der Lieblingssätze Dr. Wolfs lautete: »Ein Pfennig zur Verhütung ist eine Mark Behandlung wert!« Wie recht er doch hatte!

Sodann: Wenn sich Anzeichen des Alterns offenbart haben, dann warten Sie nicht ab, bis aus den scheinbar harmlosen Hinweisen chronische Leiden geworden sind, sondern raffen Sie sich auf zu einer Enzymtherapie, die Sie tatsächlich wieder körperlich jünger machen kann. Achten Sie auf die genannten Anzeichen eines Enzymmangels und sehen Sie zu, daß er in regelmäßigen Abständen durch eine gezielte Therapie behoben wird.

Schließlich: Wenn Sie bereits krank geworden sind, an einer Arteriosklerose, an Rheuma, an chronischen Virusinfektionen leiden: Besprechen Sie mit Ihrem Arzt — was immer er für richtig hält — auch eine Enzymtherapie als zusätzliche Maßnahme. Sie kann nie schaden. Sie kann keine Therapie und kein Medikament negativ beeinflussen. Im Gegenteil. Wir beobachten immer wieder, daß Therapien schnellere und bessere Heilerfolge erzielen, wenn sie mit einer Enzymtherapie kombiniert werden. Das gilt nicht nur für Kombinationen mit Naturheilmitteln und natürlichen Therapien, sondern auch dann, wenn starke chemische Medikamente angewendet werden müssen.

Ab einem bestimmten Alter kann die Enzymtherapie

geradezu unerläßlich sein. Das auch dann, wenn noch keine Hinweise auf ein chronisches Leiden gegeben sind.

3
Enzyme — und die Verdauung

Wer wüßte es nicht: Will man einen Fleck vom Anzug entfernen, dann ist Speichel meist ein sehr wirksames Mittel. Wenn wir die Gläser der Brille klar bekommen wollen, dann ist die einfachste und wirksamste Methode das Anhauchen der Gläser. Auch heute kann man noch Mütter beobachten, die die Babynahrung erst selbst in den Mund nehmen, sie mit ihrem Speichel mischen, ehe sie den Brei dann ihrem Kind verabreichen. Vielleicht haben sie noch nie darüber nachgedacht, was sie wirklich tun. Tatsächlich mischen sie Verdauungsenzyme, die in ihrem Speichel enthalten sind, in die Babynahrung. Sie verdauen diese vor, damit dem Säugling die Verdauungsarbeit erleichtert wird. Bei manchen Naturvölkern ist es auch heute noch üblich, daß man nach der Zubereitung der Speisen für die alten Menschen kleine Kinder holt. Diese müssen dann in den Topf spucken. Das ist ein zwar unhygienischer, aber durchaus wirksamer Versuch, die Speisen mit Enzymen anzureichern. Enzyme, die den alten Menschen nicht mehr in ausreichendem Maße zur Verfügung stehen.

Enzym-Quelle Speichel

Meinen Patienten sage ich immer wieder: »Nehmen Sie sich viel Zeit, wenn Sie essen. Schlucken Sie Ihre Bissen nicht rasch hinunter, sondern sorgen Sie dafür, daß die Nahrung gründlich eingespeichelt wird.« Leider sieht man heute immer mehr — vor allem junge — Menschen, die ihr Essen hastig hinunterschlingen. Im Stehen oder neben der Arbeit wird hastig ein Stück Brot oder eine Portion Pommes frites »verdrückt« — so, als käme es nur darauf an, möglichst ohne Zeitaufwand den Magen zu füllen.

Bei solchen Essensgewohnheiten — eigentlich müßte man von Essens-Unsitten sprechen — wird eine der wertvollsten Enzymquellen nicht genutzt: die der Speicheldrüsen. Vor allem die Kohlenhydrate werden damit nicht vorverdaut, die Stärke von Brot, Getreide, Nudeln nicht in Zucker umgewandelt, der Zucker nicht in die wasserlöslichen Monosaccharide zerlegt. Diese Speisen liegen dann wie ein Stein im Magen und behindern dort den Verdauungsprozeß. Erst im Zwölffingerdarm finden sich wieder Verdauungsenzyme, die Stärke und Zucker aufschlüsseln können. Der Magensaft kann es nicht.

Woran meistens auch nicht gedacht wird: Viele Nahrungsstoffe gelangen nicht etwa erst im Darm ins Blut, sondern dringen bereits durch die Schleimhaut im Mund. Doch sie können das nur, wenn sie zuerst wasserlöslich geworden sind. Die entsprechende Umwandlung bewerkstelligen wiederum nur die entsprechenden Enzyme — vorausgesetzt, man gibt ihnen durch ruhiges Kauen die nötige Zeit dazu. Vor allem bei Brot, Teigwaren, Reis, Kartoffeln, können wir uns beim Essen gar nicht genug Zeit lassen. Ich selbst lege Messer und Gabel immer wieder zur Seite, damit nicht gleich der nächste Bissen nachgeschoben wird.

Enzym-Quelle Magensaft

Im Magen kommen vor allem die eiweißspaltenden Enzyme Pepsin und Kathepsin zur Wirkung. Sie können mit der Stärke überhaupt nichts anfangen. Im Magen werden also Fleischspeisen, Milchprodukte, Eier, Fisch vorverdaut. Die Magenenzyme werden in den Fundusdrüsen des Magens gebildet, aber erst von der Salzsäure aktiviert. Hier besteht eine sehr wichtige Wechselbeziehung: Besitzt der Magen zu wenig Salzsäure, dann bleiben auch die Enzyme inaktiv. Das gegessene Eiweiß kann nicht richtig in seine Bestandteile zerlegt werden. Ist die Enzymproduktion nicht ausreichend, dann kann auch die Salzsäure sich nicht zur vollen Wirkung entfalten. Dann vermag sie beispielsweise nicht in genügendem Maß das Eisen aus den Speisen zu lösen.
Die Folge ist dann Anämie. Der Betroffene kann in einem solchen Fall auch noch so wertvolle eisenhaltige Präparate einnehmen. Wenn der Körper — mangels der geeigneten Instrumente — Salzsäure und Enzyme im gesunden Verhältnis nicht zur Verfügung hat, kann er das Angebot nicht verwerten. Es ist nutzlos.
Wichtig ist nun zu wissen — und das ist leider noch viel zu wenig bekannt: Bei einer gründlichen Unter-

suchung von rund 500 Patienten mit regelmäßigen Magenschmerzen und Verdauungsbeschwerden wurde festgestellt, daß bei mehr als der Hälfte von ihnen die Enzymproduktion unzureichend oder völlig ausgefallen war. Es waren vor allem die Patienten über 40. Tatsächlich beginnt bei vielen Menschen schon in diesem Alter die Magenschleimhaut langsam zu verkümmern. Bei über 85 Prozent der Fünfzigjährigen läßt sich bereits eine deutliche Veränderung erkennen: Die Magenschleimhaut ist dünner und spröder geworden. Die Drüsen produzieren weniger und einen qualitativ unzureichenden Magensaft. Dann ist der Magen tatsächlich nicht viel mehr als ein Beutel, der zunächst die Speisen sammelt. Wer deshalb speziell um die Lebensmitte unter Verdauungsbeschwerden zu leiden beginnt — und ebenso jene, die unter Blutarmut leiden —, sollten immer auch daran denken, daß der Fehler in einem Enzymmangel bestehen könnte. Zu viele ältere Menschen verzichten speziell auf Fleischspeisen, obwohl gerade diese für die Vitamin-D-Versorgung und damit für die Knochenstabilität so wichtig wären. Sie tun dies vordergründig, weil sie Mühe haben, das Fleisch zu kauen, tatsächlich aber, weil der Fleischgenuß mit heftigen Verdauungsbeschwerden verbunden ist. Eine sinnvolle Enzym-Ergänzung, wie sie heute in vielen Altenheimen durchgeführt wird, könnte vor allem Frauen nach der Menopause vor der Osteoporose, vor Knochenbrüchen und weichen Knochen schützen!

Enzym-Quelle Pankreassaft

Die nächste wichtige Station, den der Nahrungsbrei auf seinem rund neun Meter langen Weg durch den Körper zurücklegen muß, ist der Zwölffingerdarm. Dort wird er nun regelrecht im Pankreassaft gebadet, den die Bauchspeicheldrüse über ihn ausgießt. Dieser Verdauungssaft enthält eine Fülle von Enzymen, die alle drei Nahrungsbestandteile, Kohlenhydrate, Eiweiß und Fett, in wasserlösliche »Bausteine« zerlegen können: die Kohlenhydrate über mehrere Zwischenstufen in Monosaccharide, das Eiweiß in Aminosäuren, das Fett in Clycerin und Fettsäuren. Während also von der Bauchspeicheldrüse ein ganzes Sortiment an Enzymen geliefert wird, schüttet die Gallenblase von der anderen Seite ihr Gallensekret über den Speisebrei, das speziell die Fettsäuren mit Hilfe bestimmter Enzyme wasserlöslich macht.
Wenn von der Bauchspeicheldrüse die Rede ist, dann denkt man automatisch immer zuerst an das Insulin, das den Zuckerstoffwechsel im Körper regelt. Wenn das Insulin fehlt oder nicht mehr in ausreichendem Maß zur Verfügung gestellt werden kann, dann wird man zum Diabetiker. Immer mehr Menschen unserer Tage müssen mit nahendem Alter dieses Schicksal teilen. Diabetes mellitus ist eine der typischsten Altersstörungen der modernen Zeit geworden. Es gibt keinen Zweifel daran, daß vor allem zu üppige Nahrung und zu hektische Lebensweise zur Zuckerkrankheit führen können. Das überforderte, pausenlos überlastete Organ ist früher oder später nicht mehr in der Lage, den Bedarf an Insulin herzustellen.

Was man sehr häufig übersieht, ist die Tatsache, daß die Produktion des Insulins beinahe nur eine Nebenbeschäftigung der Bauchspeicheldrüse darstellt. Es wird in den sogenannten Inselzellen, einem Anhängsel der Pankreas, produziert. Die Hauptarbeit der Bauchspeicheldrüse ist die Herstellung verschiedenartigster Enzyme. Nun ist es eigentlich ganz logisch: So, wie die Produktion von Insulin nach jahrzehntelangem Mißbrauch verkümmern kann, genauso kann es auch mit der Enzymproduktion geschehen. Die Auswirkungen sind lediglich nicht so deutlich zu erfassen und werden meistens auch nicht richtig gedeutet. Bei Verdauungsbeschwerden vermutet man immer zuerst, man hätte etwas Unverträgliches gegessen oder Leber und Galle funktionierten nicht richtig.
Tatsache ist aber: In mehr als der Hälfte aller Gallenleiden und der übrigen Verdauungsbeschwerden im Oberbauch handelt es sich um eine Störung der Proteolyse. Das heißt: Mangels ausreichender oder effektiver Enzyme ist der Organismus nicht in der Lage, Eiweißstoffe vollständig aufzuspalten. Die Bauchspeicheldrüse liefert nur noch ungenügend eiweißspaltende Enzyme.
Einer solchen Verdauungsstörung aufgrund mangelhafter Enzymversorgung — eine Enzymopathie, die durchaus dem Altersdiabetes vergleichbar ist und ebenso ernst genommen werden sollte — kann man mit zwei Maßnahmen begegnen: Man beschränkt den Eiweißverzehr auf das notwendige Maß 50 bis 80 Gramm täglich), wobei leichtverdauliches Eiweiß aus Fisch und Milchprodukten, mageres Fleisch anstelle von Wurstspeisen, bevorzugt werden sollte. Und

man ersetzt die fehlenden eiweißspaltenden Enzyme. Diese Enzym-Ergänzung kann geschehen, indem man viel enzymhaltige Speisen zu sich nimmt — vor allem rohes Gemüse, Obst, speziell Ananas. Wer es mag, sollte sich gelegentlich ein Tatarbeef gönnen. Es bietet besonders wertvolle tierische Enzyme an, die im rohen Fleisch noch ungeschmälert vorhanden sind. Mit einer solchen Speise wird also nicht nur der Eiweiß- und der Vitamin-D-Bedarf gedeckt, sondern sie bringt auch gleich die Enzyme mit, die zu ihrer Verwertung nötig sind. Damit wird das Essen leichtverdaulich — und es stärkt die Gesundheit.

Noch wirksamer sind heute die entsprechenden Enzympräparate, weil in ihnen die Enzyme so »verpackt« sind, daß sie im Magen nicht aufgelöst werden. Sie besitzen als Enzym-Kombinationen außerdem den Vorteil, daß mit ihnen ein breites Enzym-Spektrum angeboten wird, das nicht nur ein Einzelproblem angehen kann, sondern gleichzeitig mehrere Probleme zu lösen imstande ist — wobei ein Enzym das andere in seiner Wirkung deutlich verstärkt. Auch das ist heute sicher belegt.

Vor allem nach operativer Entfernung der Gallenblase und nach chirurgischen Eingriffen an der Bauchspeicheldrüse, der Leber, an Magen und Darm macht sich der Enzymmangel in aller Regel schon nach wenigen Tagen mit teilweise sehr erheblichen Stoffwechselstörungen bemerkbar. Sie äußern sich beispielsweise in rapider Gewichtsabnahme. Solche Störungen können ebenfalls mit eiweiß- und fettspaltenden Enzymen behoben werden.

In diesem Zusammenhang muß ich doch auch darauf

hinweisen, daß manchem Altersdiabetes und mancher mangelhaften Enzymherstellung in der Bauchspeicheldrüse letztlich Infektionen, vor allem Virusinfektionen, vorausgegangen sind. Die Bauchspeicheldrüse ist zwar ein ungewöhnlich widerstandsfähiges und regenerationsfähiges Organ, doch unentwegte Überbelastung durch zu schwere und zu reichliche Ernährung, gemischt mit übergroßem Streß, bringt mit der Zeit auch dieses Organ zur Strecke. Deshalb ist es nirgendwo so wichtig wie gerade im Hinblick auf die Bauchspeicheldrüse, daß wir uns einerseits vernünftig und gesund ernähren, daß wir andererseits aber auch streng darauf achten, daß jede Infektion — und wären die Beschwerden auch noch so minimal — gründlich auskuriert wird. Vor allem Frauen möchte ich dringend ans Herz legen: Unterleibserkältungen greifen nur allzu leicht auf die Bauchspeicheldrüse über. Viele vermeintliche Magen- und Gallenbeschwerden sind in Wirklichkeit ein Hinweis auf eine leichte Bauchspeicheldrüsen-Entzündung. Eine schwere Entzündung dieses Organs läßt sich allerdings kaum mehr fehldeuten. Die Schmerzen sind oft so heftig, daß man nicht mehr zögert, einen Arzt zu rufen. Wie ich später darlegen werde, gehören eiweißspaltende Enzyme zu den wichtigsten Waffen unseres Körpers gegen Viren. Wer kein Eiweiß mehr verdauen kann, weil ihm dazu die richtigen »Werkzeuge« fehlen, der muß sich darüber im klaren sein, daß auch seine Infektionsabwehr — und die Aufräumarbeiten in seinem Körper — nicht mehr zuverlässig funktionieren. Wer kein Fett mehr verträgt, weil schon geringste Mengen davon heftige Blähungen und Verdauungsschmerzen verursachen, der muß zugleich wissen, daß auch der Abbau von Ablagerungen in den Blutgefäßen, die größtenteils aus Fett bestehen, nicht mehr gewährleistet ist. Weil fettspaltende Enzyme fehlen, ist der Körper zugleich auch machtlos gegen die fortschreitende Arteriosklerose.

Enzym-Quelle Dünndarm-Speichel und Bakterien

Auch in dem vier bis fünf Meter langen Dünndarm werden noch einmal Enzyme in den Verdauungsbrei gemischt. Er enthält vor allem Enzyme zur Aufspaltung letzter Kohlenhydrate und Eiweißstoffe, die auf dem bisherigen Weg allen Umbaubestrebungen widerstanden haben. Gleichzeitig übernehmen Enzyme nun aber mehr und mehr auch die Aufgabe, Gifte und Schadstoffe so zu verändern, daß sie entweder unschädlich werden oder aber möglichst nicht durch die Darmwand hindurch ins Blut gelangen können. Das heißt: Substanzen werden daran gehindert, wasserlöslich zu werden. Das ist ein ganz wichtiger Teil des Verdauungsprozesses. Gewiß, das Blut muß später durch die Leber, in der ein pausenloser Umbau und Entgiftungsprozeß stattfindet, und durch die Nieren, die alles ausscheiden, was nicht ins Blut gehört. Doch wesentlich einfacher ist es natürlich, wenn das Blut von vornherein nicht mit Giften und Schadstoffen überschwemmt wird.
Die alten Ärzte haben den Spruch geprägt und ihren Patienten immer wieder eingebleut: »Der Tod sitzt im Darm!« In China lautet eine ebenso alte Weisheit:

»Jede Krankheit kommt vom Bauch!« Arabische Ärzte formulierten es vor Jahrhunderten so: »Der Mund ist die Pforte des Todes!« Damit wollten sie alle dasselbe sagen: Auf Dauer gesund bleiben kann nur der, dessen Verdauung reibungslos funktioniert. Die Rückstände der Mahlzeiten müssen den Darm zügig wieder verlassen, weil sie sich unentwegt verändern und um so mehr Gift und Fäulnis ins Blut geben, je länger sie sich im Darm aufhalten.

Im Grundprinzip ist das sicherlich richtig. Trotzdem macht die moderne Medizin an solchen Aussagen deutliche Abstriche. Die Furcht, sich durch einen trägen Stuhl systematisch zu vergiften, wird sicherlich überschätzt — vorausgesetzt die Entgiftungsprozesse des Körpers funktionieren einwandfrei. Wiederum haben unterschiedlichste Enzyme eine Hauptaufgabe zu lösen. So lange die Enzymversorgung stimmt, ist eine systematische Vergiftung auch dann nicht zu befürchten, wenn man nicht jeden Tag, sondern nur jeden zweiten Tag Stuhlgang hat. Viele regelmäßige und über Jahre und Jahrzehnte durchgeführte Abführkuren mit ihren Nebenwirkungen sind wesentlich schädlicher. Immerhin machen die Reste der Mahlzeit nur etwa ein Drittel der Stuhlmenge aus. Zwei Drittel stammen vom Körper selbst — von den Drüsen der Schleimhäute, vom Pankreassaft, von der Gallenflüssigkeit. Auch wer seit Tagen nichts gegessen hat — etwa in einer Heilfasten-Therapie — der hat immer noch Stuhlgang.

Eine andere Gefahr ist heute auch viel größer geworden. Im Dickdarm, der letzten Station der Verdauung, machen sich hilfreiche Bakterien ans Werk, alles, was noch unverdaut geblieben ist, einem Gärungs- und Fäulnisprozeß zu unterwerfen. Auch das sind erneut enzymatische Prozesse. Denn nicht die Bakterien bewirken Gärung und Fäulnis, sondern die von ihnen ausgeschiedenen Enzyme. Bei diesem letzten Verdauungsprozeß geht es vor allem um die Zellulose, ein Kohlenhydrat, aus dem die Wände aller pflanzlicher Zellen bestehen. Diese Zellulose kann der Organismus ohne die Mithilfe der Darmbakterien nicht verwerten. Vor allem bei Gemüsesorten, die besonders viel Zellulose liefern, wie etwa Kohlsorten, entwickelt sich beim Gärungsprozeß eine besonders starke Gasbildung.

Die zweite große Aufgabe der Darmbakterien ist die Auflösung letzter Eiweißstoffe durch Fäulnis. Die entstehenden Fäulnisprodukte nun riechen nicht nur übel, sie können auch geradezu giftig werden. Die Gefahr einer »Selbstvergiftung« vom Darm her ist also um so größer, je mehr Eiweiß die Nahrung enthält, je länger die Nahrung im Darm verbleibt und je schwächer der Entgiftungsprozeß ist. Die Folgen solcher »Selbstvergiftungen« können vielfältiger Art sein: Kopfschmerzen, Durchblutungsstörungen, Blutarmut, Hypertonie, Herzbeschwerden, Hautjucken, übergroße Nervosität, Regelstörungen — und so weiter.

Durch die Anwendung von Antibiotika — auch bei banalen Infekten — werden die Darmbakterien in riesiger Zahl, nicht selten sogar vollkommen vernichtet. Die Medikamente können nicht zwischen hilfreichen Bakterien und Krankheitserregern unterscheiden. Die Folge dieser Vernichtung ist meistens ein sofortiger

Durchfall, dem dann die Verstopfung folgt: heftige Verdauungsstörungen, die so lange andauern, bis die Bakterien sich wieder in ausreichender Zahl angesiedelt haben. Die Antibiotika schalten also zugleich die letzte Stufe der Verdauung ab und legen weithin den Entgiftungsprozeß im Darm lahm. Das ist sicherlich bei einer einmaligen, notwendigen Antibiotikabehandlung ohne schlimme Folgen. Bei häufiger Anwendung kann diese Medikation tatsächlich zur systematischen Vergiftung des Körpers führen. Deshalb — und aus zahlreichen anderen Gründen — darf man wirklich nur im akuten Notfall eine Antibiotika-Anwendung vornehmen. Nach jeder Anwendung — auch nach der nur einmaligen — sollte man dafür sorgen, daß der Körper von den Wirkstoffen wieder gereinigt und die Darmflora möglichst rasch wieder aufgebaut wird. Das gesunde Zusammenleben (Symbiose) mit den hilfreichen Mikroorganismen in unserem Organismus ist eine der wichtigsten Voraussetzungen unserer Gesundheit.

Vielleicht muß ich hier noch einmal auf drei Dinge ausdrücklich hinweisen:
• Die Verdauungsenzyme wirken nicht im eigentlichen Innern des Organismus, sondern in den Verdauungswegen, die durch ihn hindurchführen. Sie binden sich nur so lange an eine Substanz, bis diese eine Verbindung mit einem dritten Partner eingegangen sind. Sobald diese Verbindung stattgefunden hat, lösen sie sich wieder und sind unbeschadet und unvermischt wie vor dem biochemischen Prozeß. Am Verdauungsprozeß sind allerdings dieselben fett- und ei-

weißspaltenden Enzyme beteiligt, die auch im innerorganischen Bereich, im Blut und in der Lymphe wichtige Aufgaben erfüllen. Je höher der Enzymspiegel in den Verdauungswegen ist, desto höher ist er naturgemäß auch im Blut.
● Die Enzyme sind keine Medikamente im eigentlichen Sinn. Sie greifen nicht in den Organismus ein, sie belasten und beschädigen nirgendwo. Sie bringen lediglich Verdauungsprozesse in Gang und beschleunigen sie. Sie erleichtern dem Körper die Verdauungsprozesse. Deshalb kann man sie unbedenklich auch in größeren Mengen zu sich nehmen, ohne unliebsame Nebenwirkungen befürchten zu müssen.
● Ohne Enzyme gibt es keine gesunde Verdauung – aber auch keine ordentliche Entgiftung der Nahrung. Deshalb ist es so wichtig, daß nicht nur die Enzymquellen des Körpers in »jugendlicher Frische« sprudeln, sondern auch die Nahrung noch möglichst viele und wertvolle Enzyme mitliefert. Je mehr, desto besser! Enzyme finden sich aber nur in »lebendiger« Nahrung, also in rohen, unbehandelten, ungekochten Naturprodukten. Unser Essen ist um so gesünder, je reichhaltiger das Angebot an solchen Nahrungsmitteln ist.

4
Enzyme — als Heilkräfte

Manchmal sieht es schon beinahe wie ein kleines Wunder aus: Ein Sportler verletzt sich. Er krümmt sich auf dem Boden. Die Wunden sehen böse aus. Arzt und Sanitäter eilen herbei, sprühen Kälte oder legen Eis auf die Prellung. Aus eigenen Erfahrungen glaubt man zu wissen: Die nächsten acht Tage wird dieser Sportler außer Gefecht sein und einiges an Schmerzen zu ertragen haben. Weit gefehlt. Drei Tage später ist er wieder in voller Aktion. Keine Spur einer Verletzung mehr. Auch der Bluterguß ist weg. War das, was man vor wenigen Tagen miterlebt hat, nur billiges Schmierentheater gewesen? Wenn nicht: Wie hat der Sportler es geschafft, seine Verletzungen so schnell zu heilen?
Die Antwort heißt: Enzyme!
Und gleich muß man hinzufügen: Für die Leistungssportler, ob sie nun boxen, Fußball oder Eishockey spielen, ringen oder catchen, Karate oder gar das knochenharte Rugby betreiben: für alle sind die Enzyme und ihre Anwendungsmöglichkeiten seit Jahrzehnten absolut selbstverständlich. Viele von ihnen nehmen die Enzyme schon vor dem Wettkampf vorbeugend ein. In manchen Ländern werden etwa

Amateurboxer von ihrem Verband sogar dazu verpflichtet. Vor allem in Japan sind die Enzyme seit Jahrzehnten das Heilmittel bei Verletzungen schlechthin. Dort werden Enzyme verbraucht wie bei uns Aspirin.

Aus gutem Grund — der sich bei uns immer noch nicht so richtig herumgesprochen hat: Enzyme beschleunigen das Abheilen jeglichen Entzündungsprozesses, weshalb man sie auch als Entzündungsraffer bezeichnet. Sie sind am Gerinnungsprozeß des Blutes beteiligt, an der raschen Verkrustung der Wunde und an der Heilung.

Auch die sorgfältigsten Vorsichtsmaßnahmen können nicht jeden Puffer, jede Quetschung, Prellung oder auch kleinere Schnitt-, Schürf-, Kratz- oder Brandwunden verhindern. Sie gehören zu unserem Alltag. Manchmal fließt ein wenig Blut, noch häufiger kommt es nur zu Schwellungen oder Verfärbungen der betroffenen Stelle. Und natürlich zu Schmerzen. Wir wissen, wie das weitergeht: Das blaue Auge etwa wird zwei, drei Tage lang dunkelblau verfärbt bleiben. Dann fängt es an, seine Farbe langsam zu verändern. Und schließlich ist es, so nach acht Tagen etwa, wieder heil.

Enzyme schaffen die Unfalltrümmer weg

Was spielt sich in der Zeit der Heilung ab?
Ein sehr kompliziertes Geschehen! Um bei unserem Beispiel Bluterguß zu bleiben: Durch massive Gewalteinwirkung von außen wurden feinste Blutgefäße

zerrissen. Das Blut ist in das Gewebe ausgeflossen und dort geronnen. Um den Schaden zu beheben, müssen nicht nur die zerstörten Gefäße geflickt werden, sondern die Heilkräfte müssen zunächst alles, was zerfetzt wurde, abbauen und entfernen, das sind, je nach Größe der Verletzung, die Trümmer von einigen hunderttausend oder gar Millionen Zellen. Das ist vor allem aber auch die große Menge des ausgelaufenen und geronnenen Blutes.

Die eigentliche Schwierigkeit dabei: Wie können die Heilkräfte überhaupt hingelangen, da doch alle Zufahrtswege, nämlich die umliegenden Kapillaren und vielleicht sogar die Arteriolen mit geronnenem Blut verstopft sind? Der »Unfallort« ist in aller Regel von jeder Verbindung mit Blut und Lymphe abgeriegelt. Das ist wie nach einem Massenunfall auf der Autobahn: Die Zufahrtswege sind blockiert. Polizei, Notarzt, Krankenwagen bleiben im Stau stehen.

Hier beginnt die erste wichtige Aufgabe der Enzyme: Sie müssen die Wege freilegen, das heißt, das geronnene Blut, die Fibrin-Abriegelungen, Verklebungen und Verkleisterungen, die zur Abdichtung der Verletzung ursprünglich nötig waren, beseitigen. Vom Tempo, in dem das geschehen kann, hängt auch die Geschwindigkeit des Heilungsprozesses ab. Je energischer die eiweißspaltenden Enzyme zupacken können, desto schneller können die Reparaturarbeiten vorgenommen werden. Den Fortgang der eigentlichen Aufräumarbeiten kann man dann mit bloßem Auge verfolgen: Die Verfärbung des Blutergusses von Blau über Grün zu Gelb zeigt den Fortschritt beim Abbau des geronnenen Blutes im Gewebe an.

Die Verfärbung Ihres Blutergusses sollte sehr sorgfältig beobachtet, vielleicht sogar einmal — vor allem im Alter — schwarz auf weiß festgehalten werden: Je schneller sie vor sich geht, um so besser ist es um Ihre Enzymversorgung bestellt. Ein kleiner Bluterguß sollte schon nach drei, spätestens nach vier Tagen wieder verschwunden sein. Dauert die Auflösung des geronnenen Blutes länger als acht Tage — oder ist man gar in der Situation, daß Blutgerüsse kaum mehr ausbleichen wollen, dann ist das ein sehr deutliches Zeichen für Enzymmangel.
Bei Brandverletzungen bildet sich eine Brandblase, gefüllt mit Lymphflüssigkeit. In dieser Flüssigkeit kann man die Enzymkonzentration sehr exakt messen. Die Zeit, die der Körper braucht, diese Blase trocken zu legen, kann erneut ein Maßstab für die Funktionstüchtigkeit der Enzyme sein.

Enzyme schließen Wunden

Bei offenen, blutenden Wunden müssen die Enzyme erst einmal dafür sorgen, daß der Blutverlust in Grenzen bleibt. Das Blut muß an der Hautoberfläche gerinnen und sich als klebender Verband über den Schnitt, die Kratzwunde, die Abschürfung legen. Enzyme im Blut müssen also dafür sorgen, daß aus der Flüssigkeit Blut an dieser Stelle — und nur hier — eine fest schützende Kruste wird. Wenn man bedenkt, wie lange es normalerweise dauert, bis etwa ein Tropfen Tinte eingetrocknet ist, wie schnell dagegen Blut über einer Wunde gerinnt, dann bekommt man eine

kleine Ahnung von der Bedeutung der Enzyme.
Auch in diesem Fall gilt: Aus der Perfektion, mit der das Gerinnen gelingt, läßt sich auf die Enzymversorgung oder einen Enzymmangel rückschließen.
Wenn die Wunde geschlossen ist, beginnt unter der Wundkruste sofort der Heilungsprozeß. Im selben Tempo, in dem er vorankommt, bauen andere Enzyme die Kruste nach und nach wieder ab, so daß sie schließlich ganz verschwunden ist – oder über der geheilten Haut einfach abfällt. Wenn Wunden nicht mehr zügig heilen wollen, wenn sich wulstige Narben bilden, dann ist auch das wieder ein Zeichen dafür, daß die Enzymversorgung gestört ist. Sie sollten eine solche Störung nicht einfach hinnehmen. Vor allem deshalb nicht, weil sich eine mangelhafte Enzymversorgung niemals auf nur ein Gebiet beschränkt, sondern weil damit immer zugleich eine Fülle anderer Risiken gegeben ist: Wenn die Verdauung nicht mehr stimmt, dann kann auch die Blutgerinnung gefährdet sein. Wenn Wundheilung und Blutgerinnung nicht mehr perfekt funktonieren, dann ist der Körper möglicherweise auch nicht mehr in der Lage, Krebszellen zu vernichten. Um so wichtiger ist es, jeden Hinweis auf einen Enzymmangel genau zu registrieren und dagegen etwas zu unternehmen.

Enzyme regeln die Blutgerinnung

Wir nehmen die »Wunder« der Heilung, was eben nur kurz angedeutet werden konnte, so selbstverständlich hin und machen uns kaum mehr ein Bild

davon, welche gewaltige und phantastische Leistung dahintersteckt! Um bei der Blutgerinnung zu bleiben: Wir kennen heute mehr als ein Dutzend Gerinnungsfaktoren, die zudem auch noch mehrfache Wirkung entfalten. Es ist ein wundersames, man könnte auch sagen intelligentes Zusammenspiel vieler Kräfte, von denen die meisten Enzyme sind. Das wichtigste von ihnen, das eigentliche Gerinnungsenzym, ist das Thrombin. Normalerweise ist es nicht in aktiver Form vorhanden, sondern in inaktiven Vorformen. Erst im akuten Notfall wird in mehreren Schritten zunächst das Prothrombin aktiviert, dann dieses Prothrombin in aktives Thrombin umgewandelt. Dieses Enzym sorgt schließlich dafür, daß aus dem wasserlöslichen Fibrinogen das wasserunlösliche Fibrin wird. Die Blutkörperchen werden augenblicklich von diesem Blutfaserstoff umgarnt und backen zu einem immer größeren und sehr festen Blutkuchen zusammen.
Sobald die Wunde verschlossen ist, sorgt ein anderes, ein eiweißspaltendes Enzym dafür, daß die Tätigkeit des Thrombins wieder beendet und das Fibrin nach und nach wieder aufgelöst wird.
Wie verhängnisvoll ein auch nur winziger Fehler in diesem System sich auswirken kann, zeigt das Beispiel der Bluterkrankheit (Hämophilie), ein Leiden, das früher Kaiserhäuser ruinierte: Aufgrund eines Gendefekts, der von den Töchtern vererbt wird, ohne daß sie selbst daran erkranken, ist das Blut der Söhne praktisch gerinnungsunfähig. Die Vorstufen des Thrombins werden nicht in aktives Thrombin verwandelt. Das bedeutet, daß jede Blutung — auch bei

kleineren Verletzungen oder etwa beim Ziehen eines Zahnes — lebensgefährlich werden kann. Bildet sich bei einer Verstauchung des Knöchels beispielsweise im Sprunggelenk ein Bluterguß, dann ist die Blutung im Gelenk nicht zu stoppen, weil das Blut nicht gerinnt. Das führt zu schwersten Gelenkdeformationen. Wichtig ist heute, zu wissen, daß leichtere Formen der Gerinnungsverzögerung weithin vorkommen und oft sehr rasch und problemlos mit einer Enzymbehandlung behoben werden können.

Auf der anderen Seite kann eine nur leicht erhöhte Gerinnungsfähigkeit des Blutes zu einer Thrombose führen. Dabei kleben Blutplättchen und rote Blutkörperchen nicht zusammen, um eine Wunde zu verschließen, sondern die Blutpfropfen bilden sich innerhalb der Blutgefäße (Arterien, Venen) — vor allem dort, wo die Gefäßinnenwände verletzt wurden (Venenentzündung) oder wo das Blut mangels Bewegung »versackt«, also speziell in den großen Beinvenen. Die Thrombosengefahr ist bei entsprechender Neigung nach operativen Eingriffen und Verletzungen besonders groß — dann also, wenn die Gerinnung an ganz anderer Stelle des Körpers notwendig geworden ist. Dabei handelt es sich nicht nur um ein lokales Problem mit der Gefahr, daß ein Gefäß völlig verschlossen wird (Infarkt), es besteht immer zugleich die Gefahr, daß der Thrombus vom Blutfluß in Richtung Herz oder Lunge mitgerissen wird und dort eine Embolie auslöst. Auf dieses wichtige Thema werde ich im nächsten Kapitel eingehender zurückkommen.

Enzyme beschleunigen die Heilung

Hier geht es um die Frage: Kann, darf man in die komplizierten Vorgänge der Blutgerinnung überhaupt eingreifen, etwa mit der Einnahme von Enzymdragees? Oder besteht mit jeder Enzymeinnahme die Gefahr, daß das Gleichgewicht der Kräfte auf gefährliche Weise verschoben wird? Anders gesagt: Riskiert ein Sportler, der die Heilung seiner Verletzung beschleunigen möchte, nicht eine übermäßige Gerinnungsfähigkeit seines Blutes — oder auch das Gegenteil davon? Müßten die Enzyme, die er einnimmt, nicht sehr sorgfältig ausgewogen sein, nämlich genau dieselbe Menge an Gerinnungsfaktoren und Gerinnungshemmern besitzen?
Keineswegs. Das Gleichgewicht der Enzyme und der Kräfte, die sie aktivieren oder hemmen, könnte auch durch ein massives Überangebot einer Seite nicht gestört werden. Nur der Mangel eines Enzyms kann zu Verschiebungen führen. Das ist vielfach und exakt nachgewiesen. Das Blut gerinnt nicht automatisch, wenn viele Gerinnungsfaktoren vorhanden sind, sondern nur im Notfall der Verletzung, wenn das Signal gegeben wird, inaktive Vorstufen in aktive Enzyme zu verwandeln, aus den Vorformen das Thrombin zu bilden. Das Thrombin kann nur überschießen und zur Thrombose führen, wenn die Hemmstoffe fehlen. Ein bedrohliches Übergewicht einer Seite gibt es nicht, weil zahlreiche spezielle Mechanismen die entsprechenden Enzyme immer wieder umbilden.
Ein Enzymdragee kann man zwar über Monate und Jahre aufbewahren, ohne daß es Schaden nimmt, im

Organismus dagegen sind Enzyme keine stabilen Gebilde, die unverändert existieren, sondern variable und ständig im Umbauprozeß befindliche Kräfte, die je nach Bedarf gefordert oder behindert werden.
So nehmen heute beispielsweise Gewichtheber vor jedem Training 30 Enzymdragees ein. Damit können sie Muskelschmerzen, die nach der massiven Überbelastung auftreten, deutlich lindern. Jedes Training in dieser Sportart bedeutet nämlich vielfache Mikroverletzungen der überbeanspruchten Muskeln. Die auftretenden Schmerzen sind die Folgen dieser Verletzungen. Die optimale Versorgung mit Enzymen beschleunigt den Heilungsprozeß.
Andere Sportler nehmen vorbeugend für den Fall einer Verletzung vor dem Wettkampf dreimal 5 Enzymdragees täglich. Untersuchungen an der Universität Innsbruck und an der Technischen Universität München haben eindeutig belegt, daß Verletzungen dank dieser vorherigen Enzymversorgung weit schneller und komplikationsloser verlaufen – vor allem, wenn unmittelbar nach der Verletzung zusätzlich dreimal 10 Enzymdragees eingenommen werden. Die Schmerzen werden durch diese Therapie deutlich vermindert, der Heilungsprozeß auf die halbe Zeit verkürzt, die ohne Enzymeinnahme nötig wäre. Es kann also auch der völlig gesunde, ausreichend mit Enzymen versehene Körper in seinen Heilfähigkeiten nach einer Verletzung noch deutlich gestärkt werden. Das ist im Sport längst begriffen worden. Enzyme sind nicht etwas, das nur ältere Menschen bräuchten, die nicht mehr über eine ausreichende Enzymversorgung verfügen, sondern auch für den jungen Men-

schen, der mit einer Verletzung rechnen muß — oder schon davon betroffen ist. Ein vorübergehend erhöhter Bedarf kann durch eine systematische Versorgung gedeckt werden.

Enzyme sind Entzündungsraffer

Um diese Zusammenhänge sollten wir alle wissen, denn von kleineren aber auch größeren Verletzungen bleibt keiner von uns verschont. Wie schnell hat man sich den Fuß verstaucht oder einen Finger gequetscht! In solchen Fällen sind folgende Sofortmaßnahmen besonders wirksam:
1. Schritt: Kühlung des verletzten Gelenks oder Gliedes. Man macht vor allem bei stumpfen Verletzungen, wenn es also keine offene Wunde gibt, kalte Kompressen, die immer wieder erneuert werden, sobald sie vom Körper erwärmt wurden. Die Kälteeinwirkung drosselt nicht nur den Blutfluß in dem betroffenen Bezirk und verhindert größere Schwellungen, sie dämpft auch die Schmerzen.
2. Schritt: Man nimmt dreimal 5 bis dreimal 10 Enzymdragees ein. Sie vermindern die Schmerzen ebenfalls und sorgen auch dafür, daß die Schwellungen und Entzündungen nicht überschießen und der Heilungsprozeß beschleunigt wird. Das bringt mit sich, daß verstauchte Glieder sich wesentlich rascher wieder bewegen lassen.
3. Schritt: Ab dem 4. Tag nach der Verletzung wird durch gezieltes Training die Beweglichkeit des verletzten Gelenks wieder zurückgewonnen.

So machen es die Sportler. Und so können wir alle dafür sorgen, daß Verletzungen bald wieder behoben sind.

Instinktiv — oder auch gewitzt durch uralte Erfahrungen — haben wir vieles in dieser Hinsicht immer schon richtig gemacht. So gilt beispielsweise als bewährtes Hausmittel bei einem blauen Auge, also einem Bluterguß rund um das Auge nach einem heftigen Schlag oder Stoß: Man legt ein frisches rohes Stück Fleisch auf das Auge. Damit hat man den verletzten Bereich nicht nur gekühlt, sondern vom frischen Fleisch Enzyme übernommen. Wenn wir heute sehen, wie der Sportarzt im Stadion nach einem heftigen Tritt das verletzte Bein des Fußballers einsprüht, dann tut er dasselbe auf weit wirksamere Art: Er »vereist« die Prellung. Und er sprüht oft zusätzlich Enzyme auf die Haut, damit die Schwellung zurückgehalten wird.

Das ist nämlich vor allem bei stumpfen Verletzungen einer der wichtigsten Effekte der Enzyme — und das läßt sich wiederum mit dem Zentimeterband und mit der Uhr nachmessen: Schwellungen bleiben nach einer Enzymbehandlung — vor allem wenn diese gleichzeitig innerlich und äußerlich erfolgt — deutlich kleiner und normalisieren sich auch schneller wieder. Das verstauchte Gelenk kann also viel früher wieder bewegt werden.

Der Hintergrund für diese positive Wirkung ist dreifacher Art:

- Zunächst sorgen die Enzyme dafür, daß die Körperzellen im Umfeld einer Verletzung nicht zu hektisch auf den Schaden reagieren, sondern maßvoll arbeiten. Sie brauchen sich auch nicht übermäßig einzusetzen, weil ihnen bei den Reparaturarbeiten ausreichend Enzyme zur Verfügung stehen, die sie andernfalls erst produzieren müßten.

● Sodann wird Lymphflüssigkeit, die in das verletzte Gebiet eingeflossen ist und der Blockaden wegen nicht mehr abfließen kann, von den Enzymen abgebaut — ebenso wie das geronnene Blut des Blutergusses.

● Schließlich werden, wie bereits erwähnt, die Blockaden selbst rascher beseitigt, so daß die Blutversorgung besser ist, Heilstoffe schneller beigeschafft und »Trümmer« gründlicher weggebracht werden können.

Enzyme verhindern Muskelkater

Nicht nur der Untrainierte, sondern auch Spitzensportler wissen, was Muskelkater bedeutet: Nach einer ungewohnten oder übermäßigen Belastung treten, meistens nicht sofort, sondern erst nach Stunden der Ruhe, Muskelschmerzen auf. Sie können so heftig werden, daß es kaum mehr möglich ist, die betroffenen Muskeln zu bewegen.

Bis vor kurzem ist man davon ausgegangen, daß es sich hierbei ausschließlich um eine übermäßige Anhäufung von Stoffwechselend- und Zwischenprodukten, etwa der Milchsäure, handelt. Neuerdings scheint gesichert, daß ein Muskelkater nicht ganz so harmlos ist. Im Blut der Sportler mit heftigem Muskelkater finden sich nämlich immer auch größere Mengen zelleigener Enzyme, die nur nach der Zerstörung von Körperzellen im Blut zu finden sind. Ich habe schon erwähnt, daß das Aufspüren solcher Enzyme beispielsweise zur Herzinfarkt-Diagnose beigezogen wird.

Das bedeutet aber: Muskelkater darf nicht mit dem »Kater« nach zu üppigem Alkoholgenuß gleichgesetzt werden — etwa in der Vorstellung, der Muskel sei eben durch das Übermaß der Anstrengung sauer, von Schlacken vergiftet. Das mag hinzukommen. Den eigentlichen Hintergrund bildet aber eine Fülle kleinster Muskelfaserrisse. Nur damit sind die zelleigenen Enzyme im Blut zu erklären.

Muskelkater läßt sich nun nicht nur deutlich mindern, sondern sogar verhüten, wenn Sportler vor dem Training Enzyme einnehmen. Blutuntersuchungen haben ergeben, daß der Kreatinspiegel nach der Enzymeinnahme normal bleibt, während er ohne Enzyme bedrohlich ansteigen kann. Das ist ein Hinweis dafür, daß die Enzyme nicht nur Stoffwechselschlacken rascher beseitigen, sondern auch Kleinstverletzungen im Muskel verhüten beziehungsweise schneller abheilen lassen.

Die praktische Anwendung solcher Einsichten: Wer besonders rasch einen Muskelkater bekommt, der ist meistens nicht nur untrainiert, sondern die Durchblutung seiner Muskeln ist zugleich nicht mehr optimal. Möglicherweise leidet er auch unter einem deutlichen Enzymmangel. Deshalb ist es empfehlenswert, vor ungewohnter sportlicher Betätigung, und wäre es nur eine selten vorgenommene Bergwanderung, En-

zyme einzunehmen, damit ein eventueller Muskelschaden verhindert oder zumindest schneller wieder ausgeheilt wird.
Auf Wunden, die nur noch schlecht heilen oder gar nicht mehr heilen wollen, etwa Unterschenkelgeschwüre (Ulcus cruris) und die Möglichkeit, ihnen mit Enzymen beizukommen, gehe ich ausführlich im nächsten Kapitel ein.

Enzyme lindern Schmerzen

Nicht zuletzt deshalb sind sie bei Sportlern so beliebt! Diese Wirkung der Enzyme ist praktisch kaum nachmeßbar. Doch die Bestätigung der Betroffenen ist eindeutig. Und zwar versichern Verletzungsopfer übereinstimmend: Enzyme helfen oft überraschend schnell und gründlich, bei Verstauchungen und Prellungen ebenso wie bei Zahnschmerzen und selbst bei chronischen Schmerzen.
Der Hintergrund für diese analgetische Wirkung: Schmerzen entstehen durch chemische und physikalische Reizungen der Nervenenden durch Substanzen, die bei einer Entzündung entstehen. Enzyme beseitigen diese Stoffe – und »putzen« die Nervenenden wieder blank. Das bedeutet aber: Im Gegensatz zu so vielen anderen Schmerzmitteln blockieren sie nicht die Nervenleitungen und üben auch keinen Druck auf das Schmerzzentrum im Gehirn aus. Sie vertuschen den Schmerz also nicht, sondern sie beseitigen die Ursachen, die dazu geführt haben. Das macht sie zu einem besonders wichtigen natürlichen Schmerzmittel.

Mit Fug und Recht darf man also behaupten: Enzyme sollte man eigentlich stets griffbereit haben — für den Notfall. Denn im Augenblick der Verletzung kann man kaum etwas Besseres tun, als Enzyme anzuwenden — sei es innerlich durch Einnahme von Enzymdragees, sei es im Auftragen einer Enzymsalbe, sei es mit Hilfe eines Sprays. Das gilt übrigens nicht nur für stumpfe Verletzungen, sondern auch für offene Wunden. Enzymsalbe, dick auf offene, vor allem verschmutzte Wunden aufgetragen, beugt Infektionen vor, weil die Wunde auf natürliche Weise gereinigt wird, und beschleunigt den Heilungsprozeß.

Im Gegensatz zu den Cortisonen, die in manchen Fällen unverzichtbar sind, haben die Enzyme keinerlei nachteilige Nebenwirkungen. Sie sorgen lediglich dafür, daß natürliche Prozesse beschleunigt werden. Der Organismus wird durch sie nicht belastet. Er muß sie nach dem Heilungsprozeß auch nicht mühsam wegräumen oder wieder abbauen. Die »Kuppler«-Enzyme erledigen ihre Arbeit — und ziehen sich wieder zurück. Das ist ihr Vorteil, der nicht hoch genug eingeschätzt werden kann.

Wenn wir die Enzyme nun kennengelernt haben als Lebensstoffe gegen das Altern, als Kräfte, die es überhaupt erst möglich machen, daß unser Körper Nahrungsstoffe verwertet, in diesem Kapitel schließlich als besonders wichtige Heilkräfte, stellt sich dann nicht die Frage, ob wir für unsere Gesundheit und zur Erhaltung der Jugend überhaupt noch etwas anderes brauchen als eben Enzyme? Deutlicher gefragt: Wird hier nicht eine unter vielen Kräften unseres Körpers maßlos überschätzt? Ganz gewiß nicht. Ich behaupte ja nicht, mit einer Enzymtherapie wären alle Gesundheitsprobleme zu lösen. Doch so viel habe ich doch auch erkannt: Wenn ein kranker Körper nicht mehr über ausreichend Enzyme verfügt, dann bleiben oftmals alle Versuche ihn zu heilen erfolglos, solange nicht gleichzeitig für eine ausreichende Enzymversorgung gesorgt wird. Enzyme sind sicherlich kein Allheilmittel – doch in vielen Fällen die notwendige Ergänzungstherapie.

5
Enzyme – und Gefäßleiden

Es ist schon erstaunlich, was Enzyme bei Verletzungen zu leisten imstande sind. Kaum zu begreifen, daß diese natürlichen Wirkstoffe dank dieser Leistung nicht längst viel bekannter geworden sind. Dabei ist die Traumatologie, die Heilkunst bei Verletzungen, noch nicht einmal das wichtigste Gebiet der Enzym-Anwendung.

Das Hauptanwendungsgebiet der systematischen Enzymtherapie sind heute die Gefäßleiden. In einer Zeit, in der jeder zweite an einem Herz-Kreislauf-Leiden stirbt, haben die Enzyme eine enorme Bedeutung erlangt.

Grundvoraussetzung unserer Gesundheit ist eine gesunde, unbehinderte Blutversorgung. In meinem Buch »Herz-Fit« habe ich dargelegt, wie man mit einem gesunden Kreislauf ein Leben lang jung bleiben kann. Ich habe dort ausführlich die Risikofaktoren für Herz und Kreislauf beschrieben und ein Herz-Kreislauf-Training skizziert.

Vor allem anderen ist der Blutfluß durch zwei Störungen bedroht. Die eine wird unter dem Begriff Arteriosklerose zusammengefaßt: Die Arterien verlieren ihre Elastizität. Aus den dehnbaren, von unzähligen

Muskeln bewegten Gefäßen werden starre Rohre, die erhöhtem Druck nicht mehr nachgeben und sich auch zur kraftvollen Weiterbeförderung des Blutes nicht mehr zusammenziehen können. Gleichzeitig wachsen die Gefäße mehr und mehr zu. Aus einem zunächst dünnen Belag werden nach und nach zumindest an besonders beanspruchten Stellen des Blutkreislaufs dicke Ringe, die dem Blutfluß immer weniger Raum lassen. Schließlich kann es sogar zu einem totalen Verschluß kommen. Nach einem solchen Infarkt müssen die Bezirke des Körpers, die nun nicht mehr mit frischem Blut versorgt werden, absterben. Wenn der Infarkt im Herzen oder im Gehirn zustande kommt, dann ist der Herzinfarkt oder der Schlaganfall gegeben.
Die zweite Gefahr droht von der Blutverklumpung: Wenn Blutplättchen und rote Blutkörperchen zusammenkleben, dann entsteht ein Blutpfropfen, an den sich nach und nach neue Blutzellen anheften. Auch dieser Pfropfen kann ein Gefäß verschließen. Das geschieht vor allem dann, wenn er vom Blutstrom mitgerissen wird und an einem Engpaß des Kreislaufs, etwa einer Verzweigung in ein kleineres Gefäß, hängen bleibt. Wieder ist ein Infarkt an dieser Stelle gegeben.

Enzyme bauen Arteriosklerose ab

Wie es zu den Ablagerungen in den Gefäßen kommt, das ist längst kein Geheimnis mehr. Man weiß, daß zu hohe Blutfettwerte, zu hoher Blutdruck, Störungen im Zuckerstoffwechsel, Nikotinmißbrauch und übermäßiger Streß eine verhängnisvolle Rolle spielen — vor allem dann, wenn mehrere dieser Risikofaktoren aufeinandertreffen.

Was man bis vor kurzem nicht so richtig erklären konnte, das war die Frage, wieso diese Faktoren überhaupt so verheerend wirken können. Man versuchte, einzelne Faktoren, wie beispielsweise das Cholesterin, als Hauptschuldige anzuprangern — und bemühte sich darum, die Leute vom Genuß von Butter und tierischen Fetten abzuhalten. Doch die zahlreichen Untersuchungen widersprachen sich immer wieder.

Man kam dahinter, daß ganze Völker, wie beispielsweise die Eskimos, mangels anderer Möglichkeiten ausschließlich tierische Fette verwandten. Man mußte in einer großangelegten Studie einsehen, daß Butterkonsumenten nicht häufiger an Arteriosklerose erkrankten als jene, die ausschließlich pflanzliche Fette verspeisten. Man mußte zur Kenntnis nehmen, daß 90 Prozent der Cholesterine in unserem Körper »selbstfabriziert« sind. Die Leber stellt sie her, weil der Körper sie an allen Ecken und Enden dringend braucht. Die Cholesterine, die mit der Ernährung ins Blut gelangen, können also die verhängnisvolle Rolle nicht unbedingt spielen. Schließlich erkannte man, daß es beim Zustandekommen der Arteriosklerose gar nicht so sehr auf die Höhe des Cholesterinspiegels ankommt, sondern darauf, welches »Transportmittel« diese Fettstoffe benutzen. Die Aufnahme der Fette ins Blut erfolgt nämlich mit einem gelungenen Trick: Das Cholesterin, das nicht wasserlöslich ist, verbindet sich, um ins Blut gelangen zu können, mit Eiweißstoffen zu den sogenannten Lipoproteinen. Im Blut lösen sich die Proteine wieder vom Cholesterin und hinterlassen winzige Fett-Tröpfchen. Das Blut mit hohem Cholesteringehalt ist entsprechend leicht milchig trüb.

Dabei gibt es nun aber unterschiedliche Lipoprotein-Verbindungen: solche, die besonders winzige Fett-Tröpfchen bilden (HDL). Diese gelten als Fett-Aufräumer im Blut. Sie schaffen überflüssige Fette aus dem Blut. Andere dagegen bilden besonders große Komplexe (LDL). Sie mobilisieren die Cholesterine und bringen sie zu den Zellen. Nun hat man beobachtet, daß hohe Blutfettwerte ziemlich unproblematisch sind, solange der Anteil an HDL groß genug ist. Bedrohlich wird die Situation, wenn das LDL überhandnimmt. Eskimos besitzen tatsächlich hohe HDL-Werte. Bei Rauchern — oder auch bei Frauen, die die »Pille« nehmen — sind die HDL-Werte deutlich erniedrigt und die LDL-Werte erhöht. Diese Gruppen sind auch besonders arteriosklerosegefährdet.

Und schon sind wir wieder bei den Enzymen. Der biochemische Prozeß, der die Aufnahme der Fette in das Blut ermöglicht, ist — wie könnte es anders sein — ein enzymatischer Vorgang. Es ist aber nachgewiesen, daß eine gute Enzymversorgung die HDL-Bildung deutlich bevorzugt. Das heißt letztlich, und auch das ist einwandfrei belegt: Mit einer Enzymtherapie, bei der fettspaltende Enzyme, die sogenannten Lipasen, zum Einsatz gelangen, läßt sich der Blutfettspiegel eindeutig senken. Das Lipoprotein HDL schafft das Fett aus dem Blut.

Doch das ist nur ein Teil der Enzym-Wirksamkeit. Gleichzeitig führt sie nämlich auch zu einer Abschwellung der entzündeten Intima, der feinen Innenhaut der Arterien, und zum Abbau von Ablagerungen in den Blutgefäßen. Naturgemäß ist die Therapie um so wirksamer, je früher man damit beginnt. Man darf nicht warten, bis die Durchblutungsstörungen in den Beinen so schlimm geworden sind, daß man nur noch ein paar Schritte schmerzfrei zurücklegen kann (Schaufensterkrankheit), sondern man sollte mit der gezielten Enzymtherapie schon bei ersten Symptomen beginnen, dann nämlich, wenn Hände oder Füße grundlos »einschlafen«, wenn sie kribbeln, wenn sich schon nach einem ausgedehnten Spaziergang Muskelkater einstellt.
Andererseits können aber Enzyme selbst bei schweren Ruheschmerzen noch helfen. Wenn diese Schmerzen bei fortgeschrittener Arteriosklerose auftreten, ist die Blutversorgung bereits so schlecht geworden, daß sie schon beim Hochlagern der Beine nicht mehr ausreicht. Die Schmerzen treten deshalb vor allem nachts im Bett auf. Die Patienten sehen sich gezwungen, ihr höllisch schmerzendes Bein über den Bettrand hängen zu lassen und von Zeit zu Zeit aufzustehen und ein paar zaghafte Schritte zu gehen.
Am Gefäßchirurgischen Zentrum Wien-Lainz werden seit nahezu 20 Jahren Patienten mit einem Gefäßverschluß in der Beinarterie vor dem operativen Eingriff zur Wiederherstellung des Blutflusses mit Enzymen behandelt. Diese »Vorbehandlung« macht tatsächlich in vielen Fällen die schwierige Operation überhaupt überflüssig. Und das alles hört sich doch

recht einfach an: Die Patienten bekommen je nach dem Ausmaß des Verschlusses zwischen 10 und 15 Dragees täglich. Damit lassen sich nicht nur die Ödeme und hartnäckige Infektionen deutlich reduzieren, sondern auch die Blutstrombahn wird wieder geöffnet.

Für die Enzyme als Vorbeugungsmittel gegen Arteriosklerose gibt es sogar noch zwei überaus interessante Ansatzpunkte. Den ersten finden Sie in dem späteren Kapitel »Enzyme und Immunsystem«, der zweite sei hier kurz skizziert, weil er doch so wichtig ist:

Man sagt es so dahin: Wenn zuviel Fette und Kalkstoffe im Blut sind, dann kleistert sie der Organismus, der sie dort nicht brauchen kann, kurzerhand an die Innenwände der Blutgefäße. Wie das funktionieren könnte, das weiß man zur Genüge von Wasserleitungen und Teekesseln: Der Kalk im Wasser schlägt sich in Rohren und Gefäßen nieder. Der Belag wird nach und nach immer dicker.

Nun bestehen die Innenwände unserer Blutgefäße allerdings nicht aus totem Material. Die Wissenschaftler sind sich heute darin ziemlich einig, daß sich weder Fette noch Kalk an einer gesunden, unverletzten, elastischen Intima anlagern können. Bevor sich die ersten Plaques in einem Gefäß bilden können, muß ihre Innenhaut einen Schaden oder eine Veränderung erfahren haben.

Eine der gravierendsten Veränderungen in den Gefäßwänden aber ist die Umwandlung des elastischen Bindegewebes mit seinen embryonalen Zellen in unelastisches Muskelgewebe. Das Kollagen − Frauen

kennen das »Zauberwort« zur Genüge, weil viele Verjüngungscremes zur Hautpflege heute Kollagen enthalten — wird in Elastin umgewandelt.
Dies ist erneut ein enzymatischer Prozeß, der vor allem durch störende Reizeffekte von außen ausgelöst wird. Lärm, übermäßiger Streß, Allergien, Gifte, Entzündungen infolge wiederholter Infektionen, Bestrahlungen, ja sogar Wettereinflüsse bewirken eine Stoffwechselsteigerung, die diesen biochemischen Prozeß deutlich beschleunigt. Er spielt sich übrigens nicht nur in den Gefäßwänden ab, sondern ebenso im Knorpel, in Sehnen und Gewebe unmittelbar unter der Haut. Gerade hier aber zeigen sich Altersveränderungen am deutlichsten. Man könnte es so formulieren: Der Körper, der nicht zur inneren Ruhe findet, setzt einen Prozeß in Gang, der für den Notfall vorgesehen ist. Embryonale Zellen wachsen heran, die noch gar nicht benötigt werden, weil der pausenlose falsche Alarm sie abruft. Der Prozeß gerät um so rascher aus den Fugen, je größer der Mangel an Elastasen ist, einem speziellen eiweißspaltenden Enzym, das in der Bauchspeicheldrüse in großen Mengen hergestellt wird.
Für alle, die infolge einer Arteriosklerose Verschlüsse in einem Bein oder gar einen Herzinfarkt oder einen Schlaganfall zu befürchten haben, sollten, falls das nicht längst geschehen ist, unbedingt einmal mit ihrem Arzt über eine gezielte Enzymtherapie sprechen. Häufig ist sie sogar unerläßlich. Das gilt übrigens auch für Männer, die unter Potenzproblemen leiden. Weit häufiger, als früher angenommen, liegen diesen keine psychischen Probleme zugrunde, sondern eine

Arteriosklerose im Bauchraum. Unzähligen Arteriosklerosepatienten aber hat die Enzymtherapie schon das Leben entscheidend verbessert — und deutlich verlängert.
Im Schwarzwald Sanatorium Obertal ist deshalb die Enzymtherapie bei Arteriosklerose und anderen Durchblutungsstörungen seit vielen Jahren eine begleitende Maßnahme, was immer sonst an Therapien durchgeführt wird. Wir Ärzte haben die sehr positive Erfahrung gemacht, daß die Enzymtherapie nicht nur viele Heilungsprozesse beschleunigt, sondern auch andere, gleichzeitig angewandte Therapien verstärken und verbessern kann.

Enzyme schließen »offene Beine«

Wenn infolge erheblicher Durchblutungsstörungen ein Unterschenkelgeschwür entstanden ist, das nicht mehr abheilen will, dann ist die Anwendung der Enzymtherapie besonders einfach und wirksam: Man kann einerseits Enzyme einnehmen, sie zugleich aber auch lokal anwenden, also direkt auf die Wunden geben. Enzyme sind nicht nur ein sehr hilfreiches Mittel zur Reinigung von Wunden — weshalb man sie auch in frische, aber verschmutzte Wunden einsprüht oder in Salbenform aufträgt —, sondern sie tragen wesentlich dazu bei, daß die Wunde mit frischem Blut versorgt wird und somit wieder heilen kann. Enzyme machen es möglich, dafür gibt es tausendfach einwandfreie Belege, daß selbst offene Wunden, die jahrelang jeglicher Therapie widerstanden haben, sich rasch schließen. Die Erfolge sind so groß, daß man beinahe schon von einem Kunstfehler sprechen könnte, würden keine Enzympräparate zur Anwendung kommen.

Enzyme lösen Thrombosen auf

Neben der Arteriosklerose, die auf die Arterien beschränkt bleibt, sind Venenentzündungen und Thrombosen eine große Gefährdung für den gesunden Blutfluß. Den Hintergrund haben wir schon kennengelernt: Blutzellen kleben zusammen und bilden Thromben. Dazu kann es kommen, wenn die Gerinnungsfähigkeit des Blutes infolge einer Verletzung — sei sie anderswo oder in der Vene selbst — erhöht ist, wenn also die entsprechenden Enzyme das Fibrinogen in Fibrin umwandeln.
Dieses Fibrin, ungemein segensreich bei der Wundheilung, kann innerhalb der Blutgefäße eine sehr verhängnisvolle Rolle spielen: Es klebt die Blutzellen zusammen. Dieser Blutfaserstoff ist aber auch schuld daran, wenn Blutzellen an den Wänden der Blutgefäße haften bleiben und dort gewissermaßen anwachsen. Dies geschieht dort besonders leicht, wo das Blut sich nicht im kräftigen Fluß befindet, sondern regelrecht zum Stillstand gekommen ist — vor allem also in den Venen, die großen Blutmengen ja als Reservoir dienen. Eine Entzündung der Gefäße kann der Thrombose vorhergehen, ihr aber auch nachfolgen. Besonders schlimm wird eine solche Venenentzündung (Thrombophlebitis), wenn sie an einer tieflie-

genden Vene entsteht. Das Risiko, daß sich ein Thrombus losreißt und vom Blutfluß mitgerissen wird, vielleicht in der Lunge oder im Herzmuskel hängen bleibt und dort zu einem Verschluß, einer Embolie führt, ist nicht eben gering. Man weiß, daß Venenentzündungen sich häufig nach Operationen einstellen, weil das Blut der Wundheilung wegen in diesem Moment zur besseren Gerinnungsfähigkeit hin biochemisch — nämlich enzymatisch — verändert. Deshalb gibt man heute den Patienten schon vor der Operation thrombolytische Medikamente. Gleichzeitig sorgt man dafür, daß der Patient sich möglichst bald nach der Operation wieder bewegt, damit das Blut in Fluß kommt und sich nirgendwo ein Stau bildet.

Gesundes, mit ausreichend Enzymen versehenes Blut ist vor dem Festkleben an den Gefäßwänden geschützt. Im Blutstrom befinden sich die Blutzellen in der Mitte des Strahls, umgeben vom Blutserum. Beim Querschnitt durch ein Blutgefäß sähe man die größten Blutkörperchen, die weißen nämlich, im Zentrum der Blutsäule, die roten Blutkörperchen darum herum gelagert. Die Blutplättchen bilden den Rand. Zwischen ihnen und der Gefäßwand befindet sich das Blutserum. Normalerweise kommen die Blutzellen mit den Gefäßwänden also gar nicht in Berührung. Das muß auch so sein, weil sie sonst bei der doch recht erheblichen Fließgeschwindigkeit am Rand regelrecht aufgerieben würden.

Wenn allerdings das Blut zu erhöhter Gerinnung neigt, dann ist es auch nicht mehr in dieser Weise gebündelt. Dann streichen die Blutplättchen direkt an

den Wänden entlang. Wenn nun die Innenwand eines Gefäßes an irgendeiner Stelle leicht lädiert ist — was nicht zuletzt durch das Aufprallen und Entlangschleifen der Blutzellen verursacht sein kann —, dann eben bleibt das eine oder andere Blutkörperchen an dieser Stelle haften. Im selben Augenblick treten aber auch schon Abwehrzellen in Aktion. Ihnen ist eingeprägt, daß Blutzellen an dieser Stelle nichts zu suchen haben. Deshalb müssen diese angegriffen und vernichtet werden. Die Folge ist eine Entzündung.
Hier spielt dann das Fibrin wieder eine verhängnisvolle Rolle: es bildet ein Schutzgitter um die Blutzellen, die an der Gefäßwand haften bleiben. Damit sind diese winzigen Thromben nicht nur »klebriger« geworden, so daß immer neue Zellen hängen bleiben und der Thrombus heranwächst, sondern sie hindern zugleich die Abwehrzellen daran, den Thrombus aufzulösen.
An der Universität Innsbruck haben Wissenschaftler in diesem Zusammenhang eine höchst interessante Beobachtung gemacht: Manche Bakterien, vor allem Staphylokokken, scheiden ein Enzym aus, das Fibrinogen in Fibrin verwandelt. Diese Fibrinbildung beschleunigt in Blutgefäßen die Abkapselung von Infektionsherden. Die Fibrinhaut um den Infektionsherd ist bald so dick und so dicht, daß sich die Krankheitserreger dahinter regelrecht sicherfühlen können. Weder die körpereigenen Abwehrkräfte noch antibiotische Wirkstoffe können durch diesen Panzer hindurchdringen. Nur ein Wirkstoff kann ihn beseitigen: Fibrin lösende Enzyme.
Die Innsbrucker Wissenschaftler haben nun im La-

borversuch auch gezeigt, daß mit verschiedenen eiweißspaltenden Enzymen nicht nur die Thrombusbildung verhindert, sondern auch bereits stabile, von Fibrin umgarnte Thromben wieder aufgelöst werden können. Vor allem die Enzyme Papain und Bromelin erwiesen sich als stark wirksam. Daraus ergeben sich doch sehr wichtige Schlußfolgerungen. Einmal zeigt das wissenschaftliche Experiment, daß es einfach nicht genügt, Infektionen mit Antibiotika zu behandeln. Gegenüber Viren sind diese sowieso ungeeignet, weil unwirksam. Aber auch Bakterien können sich »einigeln« und damit vor dem Zugriff der Medikamente schützen — falls der Körper nicht über ausreichend Enzyme verfügt, die das verhindern. Eine Antibiotika-Anwendung kann also niemals eine Gewähr dafür sein, daß tatäschlich alle Krankheitserreger vernichtet wurden.

Der Innsbrucker Versuch belegt aber zugleich auch, warum Antibiotika wirksamer sind, sobald zugleich Enzyme eingenommen werden: Die Bakterien bekommen keine Chance, sich hinter Fibrinnetzen zu verstecken. Die Fibrinbildung wird gedrosselt und dort, wo es trotzdem noch dazu gekommen sein sollte, wieder rückgängig gemacht.

Die Zusammenhänge machen aber auch die verhängnisvolle Rolle deutlich, die übermäßiger Streß dabei spielt: Wenn der menschliche Körper die Meldung »Höchste Gefahr« bekommt — mit der Aufforderung, sich sekundenschnell »aufzurüsten«, damit dieser Gefahr begegnet werden kann —, werden nicht nur hochkomplizierte Stoffwechselprozesse in Gang gesetzt, sondern auch das Blut wird augenblicklich

biochemisch verändert. Es soll, falls es beim Bestehen der Gefahr zu einer Verletzung kommt, rascher gerinnen. Es spielt dabei überhaupt keine Rolle, ob tatsächlich eine Gefahr gegeben ist oder ob man sich diese nur einbildet. Der Organismus reagiert, wie der Körper unserer Vorfahren vor Jahrmillionen regieren mußte, um überhaupt überleben zu können. Wir können uns noch so klar vor Augen führen, daß keinerlei Lebensgefahr besteht, wenn das Telefon klingelt und der Chef am Apparat ist. Bei einem überängstlichen oder besonders ehrgeizigen Gemüt registriert der Organismus: »Jetzt kommt es darauf an!« Unser Körper registriert die jäh aufkommende Panik — und löst die Streßmechanismen aus.
Jede Streßsituation aber macht das Blut gerinnungsunfähiger, sorgt für eine übermäßige Fibrinbildung. Damit verliert das Blut seine gebündelte Fließeigenschaft. Die Blutkörperchen prasseln an die Gefäßwände und richten dort Zerstörungen an. Das Fibrin legt sich sofort über haftengebliebene Blutkörperchen. Der Thrombus kann heranwachsen, Bakterien können sich verstecken, Arteriosklerose kann sich entfalten. Die dumme Angstreaktion Streß löst eine ganze Fülle schlimmster Folgen aus.
In der Bundesrepublik ist jeder achte Erwachsene venenkrank. Jeder vierzehnte Patient, der einen Arzt aufsuchen muß, tut dies wegen eines akuten oder chronischen Venenleidens. Das sind erschreckende Zahlen. Sie sprechen fast immer für einen Enzymmangel! Entsprechend könnte diesem Leiden durch eine vernünftige rechtzeitige Enzymversorgung vorgebeugt werden. Wenn sich Venenleiden aber manife-

stieren, ist es auch niemals zu spät, neben dem Kompressionsverband Enzyme zu Hilfe zu nehmen.
Übrigens gehört ein spezielles Enzym, die Streptokinase, seit vielen Jahren ganz selbstverständlich zur sogenannten Thrombolyse. Wenn ein Thrombus oder auch ein Embolus zu einem Gefäßverschluß geführt hat, dann geht es je nach Art des Verschlusses um Minuten — im günstigsten Fall immer noch um Stunden —, die bleiben, den Pfropfen aufzulösen. Die Streßtokinase, ein Ausscheidungsprodukt der Streptokokken, löst besonders rasch und gründlich Thromben auf. Diese Therapie ist allgemein anerkannt und heute unverzichtbar.

6
Enzyme — die körpereigenen Waffen gegen Viren

Schon Professor Dr. Max Wolf hat erkannt, daß man Enzyme als wirksame Waffe gegen Viren einsetzen kann. Das war gerade zum Zeitpunkt, als die Antibiotika ihren Siegeszug gegen die großen bakteriellen Seuchen antraten. Hatte Dr. Wolf das »Penicillin« gegen die Viren gefunden?
Diese Frage ist heute drängender geworden, als sie es jemals zuvor gewesen ist, scheint es doch unmöglich zu sein, diesen unheimlichen und gefährlichen Krankheitserregern beizukommen. Alle »Wundermittel«, die in den letzten Jahrzehnten unendlich viel Hoffnungen ausgelöst haben, erwiesen sich bestenfalls als Teillösungen des vielgestaltigen Problems.

Unheimliche Viren

Eines ist allen Ärzten und Forschern längst klargeworden: Viren sind noch viel heimtückischer und vielartiger, als man sich das vorstellen kann — und anpassungsfähiger!
Wer beispielsweise einen Impfstoff gegen ein bestimmtes Grippevirus herstellen will, der läuft ständig

hinterher. Bis er den neuen Impfstoff endlich entwickelt hat, kann sich das Virus längst wieder verändert haben. Oder aber der geschaffene Impfstoff ist nutzlos, weil unsere Gesundheit von einer ganz anderen Grippeart bedroht wird. Noch vor rund 70 Jahren, im Nachkriegsjahr 1919, hat eine Grippe weltweit über 20 Millionen Menschenleben dahingerafft. 1957 erkrankten an der asiatischen Grippe rund 10 Millionen Menschen. Glücklicherweise befanden sich die meisten Betroffenen damals in einer weit stabileren körperlichen und seelischen Verfassung, so daß die Zahl der Todesopfer sehr viel geringer blieb. Doch auch heute sind wir vor ähnlichen Katastrophen keineswegs sicher.

Dann können wir nur hoffen, daß sie uns Menschen nicht wieder in einem absoluten gesundheitlichen »Tief« heimsucht. Rund 6000 Menschen — es sind vor allem die Älteren und Kinder — sterben aber auch in unseren guten Tagen Jahr für Jahr allein in der Bundesrepublik Deutschland an einer Grippe.

Nicht zu zählen die unendlich vielen kleinen »Erkältungen«, die nahezu ausnahmslos von Viren verursacht werden. Allein in diesem Bereich gibt es einige hundert verschiedene Virenarten, so daß es hoffnungslos erscheint, nach einem allgemein wirksamen Virenmittel zu suchen. Das Schnupfenmittel schlechthin wird es wohl nie geben. Auch nicht ein prompt wirksames Heilmittel, das gleichzeitig gegen alle Virenarten, die einen Husten verursachen können, wirksam wären.

An einer Tatsache gibt es aber auch längst nichts mehr zu rütteln: Einer kann mit Viren fertig werden, und er tut es bei jedem von uns täglich und immer wieder mit raschem Erfolg — unser eigener Körper. Ihm steht zur Virenbekämpfung offensichtlich ein ganzes Arsenal von Waffen zur Verfügung. Er bekämpft sie mit Fieber, also mit Temperaturen, denen sie nicht gewachsen sind. Er verfügt über »Botenstoffe«, die von virusbefallenen Zellen ausgesandt werden und gesunde Nachbarzellen warnen, die sogenannten Interferone. Er kann auf virtuose Weise Antikörper bilden, die für jedes Virus speziell maßgeschneidert sind und sie unschädlich machen. Vermutlich gibt es darüber hinaus noch viele andere antivirale »Mechanismen« und Kräfte. Dazu gehören auch als eine der wichtigsten Waffen — wenn nicht die wichtigste überhaupt — die Enzyme.

Viren sind meistens sehr einfache Gebilde, doch wir haben ihr Wesen noch längst nicht durchschaut und stehen ihnen gegenüber immer wieder vor neuen Rätseln: Handelt es sich bei ihnen überhaupt um Lebewesen? So viel ist sicher: Von sich aus und ohne anderes Leben könnten sie selbst nicht lebendig werden. Solange sie keiner lebenden Zelle begegnen und sich an diese angeheftet haben, sind sie praktisch tot, weithin unfähig, sich zu bewegen, sich zu ernähren oder zu vervielfältigen. Im Grunde sind sie versteinert und werden von Wassertröpfchen in unseren Körper getragen. Doch dort beginnt nun etwas Unfaßbares: Sobald sie auf eine Körperzelle stoßen, haken sie sich an ihrer Membran fest. Und nun zeigt es sich rasch, daß sie keineswegs leblose kleine Kristalle sind. Sie durchdringen die Zellmembran und schicken ihre eigenen Genanlagen (Nukleinsäuren) in die Zelle

hinein. Damit übernehmen sie aber zugleich das Kommando über diese Zelle. Sie wird gezwungen, eine Vielzahl neuer Viren herzustellen. Diese verlassen dann die zerstörte Zelle. Wenn sie gesunden Zellen begegnen, beginnt das Spiel von vorne. Nach kurzer Zeit ist der Körper auf diese Weise mit Viren überschwemmt — die er selbst produzieren mußte. In der Regel braucht unser Organismus etwa acht Tage, bis er Herr über diese Invasion geworden ist. Wenn er von einer früheren Infektion der gleichen Art her bereits Antikörper besitzt, geht das wesentlich schneller und ohne daß wir durch ein schweres Krankheitsgefühl überhaupt etwas davon verspüren. Allerdings ist ein derartiger Schutz lebenslang nur bei wenigen Viruserkrankungen gegeben, etwa bei den Pocken oder der Kinderlähmung. Bei einer Grippe hält der Impfschutz — oder auch die Immunität nach einer Erkrankung — nur wenige Monate an. Und der Körper ist dann auch nur gegen das eine Grippevirus gewappnet, nicht aber zugleich gegen die unzähligen anderen Grippeviren. Man kann also wenige Tage nach einer Grippe bereits erneut eine Grippe bekommen — falls ein anderes Grippevirus in den Körper gelangte und dort sein Zerstörungswerk in Gang setzen konnte.
Nicht genug damit: Es gibt Viren, die allem Anschein nach vom Körper in bestimmten Bezirken geduldet werden. Möglicherweise können die Abwehrkräfte ihnen dort nicht beikommen. Wahrscheinlich ist aber, daß sich diese Viren regelrecht in Schlupfwinkeln verstecken und dort darauf warten, bis der Augenblick eines Angriffs günstig ist. Zu solchen Viruserkrankungen gehören die berühmten Herpes-Vi-

ren. Eines davon verursacht bei vielen Menschen in regelmäßigen Abständen die gefürchteten Mundbläschen. Sie stellen nicht bei jedem Auftreten eine neue Infektion dar, sondern die alte Infektion flackert neu auf. Das Virus war nie besiegt. Ein anderes Herpes-Virus hat sich rund um die Genitalien angesiedelt und verursacht auch dort Bläschen. Dieses zweite Herpes-Virus steht sogar im Verdacht, für manchen Gebärmutterhalskrebs verantwortlich zu sein. Es ist auf den Partner übertragbar.

Damit sind wir bei einer neuen Heimtücke dieses winzigen Krankheitserregers: Zumindest manche Viren können nicht nur eine aktue Infektion verursachen, sie vermögen auch weit bedrohlichere Krankheiten auszulösen – und das auch noch Jahrzehnte nach der Erstinfektion. So steckt das Varicella-Zoster-Virus hinter den scheinbar so harmlosen Windpocken, aber auch hinter der Gürtelrose. Für solche verschleppte Virus-Zweiterkrankungen, zu denen auch manche Krebserkrankungen gezählt werden müssen, hat man den Begriff »Slow-virus-infections« gefunden – schleichende Virusinfektion. Vermutlich gehören so schwere Leiden wie die Multiple Sklerose, die Parkinson-Erkrankung, die Alzheimer-Erkrankung dazu. Fast immer sind es Leiden, die keine stürmischen Krankheitsreaktionen mit sich bringen, sondern schubweise und chronisch verlaufen und einen immer schlimmeren Verfall der Körperkräfte zur Folge haben.

Auf dem Gebiet der Virus-Erforschung gibt es noch sehr viel zu leisten. Praktisch stehen wir auch an der Wende zum dritten Jahrtausend noch ziemlich am Anfang.

Enzyme lösen Viren auf

Wie können nun Enzyme den Viren beikommen? Auf zweierlei Weise: Einmal besitzen Viren eine Proteinhülle. Diese kann, speziell solange sich das Virus noch nicht an eine Zelle angeheftet hat, von eiweißspaltenden Enzymen aufgelöst werden. Das gehört naturgemäß zu den Aufräumfunktionen der Enzyme. Sie schaffen nicht nur Fremdstoffe aus dem Körper, sondern auch abgestorbene, kranke, zerstörte Zellen. Die gesunden Körperzellen dagegen können Enzyme nicht angreifen. Sie schützen sich durch Enzymblocker, sogenannte Inhibitoren. Viren dagegen sind, solange sie noch von der Zelle getrennt sind, schutzlos. Deshalb werden sie von den Enzymen wie totes Eiweiß aufgelöst. Zum anderen erweisen sich die Enzyme auch in diesem Fall durch das Auflösen der Fibrin-Schutzhülle, die sich über bereits festgesetzten Viren befindet, als Helfer der Abwehrkräfte. Sie »enttarnen« den Eindringling, so daß die Abwehrkräfte sie als etwas Fremdes erkennen und vernichten können.
Daß das tatsächlich so funktioniert, konnten Wissenschaftler des Biological Research Institut in New York schon Anfang der 60er Jahre nachweisen. Sie machten – ganz ähnlich wie Dr. Max Wolf bei seinen Rettungsversuchen der Orchideen – ihre Experimente mit Pflanzen, um die Enzymwirkung besonders augenfällig darzustellen. Tabak- und Bohnenpflanzen wurden mit Viren infiziert. Wie erwartet, wurden die Blätter alsbald gelbfleckig. Nun besprühten die Wissenschaftler die Pflanzen mit Enzymen und injizierten diese zugleich in ihren Stamm. Damit konnten sie

praktisch immer das Fortschreiten der Zerstörung stoppen. Die grün gebliebenen Blätter verfärbten sich nicht mehr.
Daß auch eine vorbeugende Enzymtherapie hilfreich sein kann, zeigte das nachfolgende Experiment. Diesmal gaben die Wissenschaftler den Pflanzen die Enzyme bereits vor der Infektion. Das Ergebnis: 60 Prozent der infizierten Pflanzen zeigten keinerlei Blattverfärbungen. Bei den restlichen 40 Prozent fiel der sichtbare Schaden ganz deutlich geringer aus als bei den unbehandelten Pflanzen.
Ebenso überzeugend konnte die Wirksamkeit der Enzyme gegen Viren in der Tiermedizin bewiesen werden. Der deutsche Arzt Dr. R. Dunkel hat beispielsweise im Rahmen der Entwicklungshilfe im Tschad die Geflügelhaltung gerettet, nachdem dort eine verheerende Hühnerleukose ausgebrochen war. Er mischte den Tieren Enzyme unter das Futter — und sie wurden im Gegensatz zu den anderen, die keine Enzyme bekamen, wieder gesund.
Mit ebensolchen Erfolgen werden heute viele Tierkrankheiten wie der Pferdehusten oder der Ferkelhusten mit Enzymen behandelt.
Nun muß man sich unwillkürlich fragen: Wenn das alles tatsächlich so ist, warum sind dann die Enzyme nicht längst zu dem Mittel gegen Erkältungskrankheiten schlechthin geworden? Die Antwort ist relativ einfach: Enzyme helfen auch bei Erkältungskrankheiten tatsächlich sehr oft. Es ist immer empfehlenswert, sowohl vorbeugend als auch bei ersten Anzeichen einer Erkältung Enzyme einzunehmen.
Doch in jedem Fall ist man damit vor der Erkältung

nicht geschützt. Und das darf auch keineswegs verwundern. Die wenigsten Erkältungen — ich habe schon oft darauf hingewiesen — haben etwas mit der Kälte zu tun. Wohl viel häufiger entstehen sie nach Übermüdungen und großen seelischen Belastungen. Nicht eben selten ist durch depressive, mißmutige Haltung das Abwehrsystem in seiner Schlagkraft ganz erheblich behindert. Und gelegentlich, vielleicht sogar häufiger, als wir ahnen, braucht der Körper auch das kraftvolle Aufbäumen gegen eine Infektion, um damit sein Immunsystem für den wirklichen Ernstfall zu erproben und zu ertüchtigen. Möglicherweise kommt ihm die »Erkältung« von Zeit zu Zeit gelegen, damit er mit den Krankheitserregern auch alles andere, was ihn belastet, wieder einmal mit aller Kraft beseitigen kann — Großreinemachen sozusagen mit allem was dazugehört: mit Fieber, mit Schwellungen, Entzündungen, mit der Herstellung von Antikörpern — und mit einer Aktivierung der hilfreichen enzymatischen Kräfte.

Ich kann es nur immer wiederholen: Wir sollten endlich aufhören, uns als schwach und kränklich zu fühlen, wenn uns eine tüchtige Erkältung heimsucht. Unsere Widerstandskraft entscheidet, was aus einer Erkältung wird. Und deshalb wird eine Infektion erst dann wirklich bedrohlich, wenn das Immunsystem nicht mehr energisch und entschlossen reagiert, wenn eben kein Fieber, keine Schwellungen, keine Entzündungen mehr zustande kommen; wenn, wie gerade die Slow-virus-infections zeigen, Krankheitserreger ihr Zerstörungswerk nahezu unbehindert in aller Heimlichkeit durchführen können. Nicht die Viren verursachen Fieber, Entzündungen, Gliederschmerzen, sondern das alles sind die Folgen der Reaktionen unseres Körpers.

Deshalb ist es wohl auch gar nicht so wichtig, daß wir durch Vorbeugung versuchen, jedem grippalen Infekt zuvorzukommen, indem wir entsprechende Medikamente einnehmen. Viel wichtiger ist es, keine Infektionen zu dulden und keine zu verschleppen, sondern dafür Sorge zu tragen, daß sie gründlich ausgeräumt werden. Ein fiebriger grippaler Infekt kann in dieser Hinsicht eine Therapie sein, nämlich zugleich Training des Immunsystems mit einer Auffrischung und Bewährungsprobe aller Abwehrkräfte — und Verbesserung der Gesundheit. Es ist eine uralte Weisheit, daß derjenige, der seine »Grippe« durchgestanden hat — ohne die Aktionen und Reaktionen des Organismus zu behindern oder gar abzubrechen — hinterher viel gesünder ist, als er es zuvor gewesen war. Es ist auch eine Tatsache, daß Menschen, die einigermaßen gesund ein hohes Alter erreichen, in frühen Jahren immer wieder leichte Erkrankungen durchgemacht haben. Andere dagegen, die eigentlich immer gesund waren, können ganz plötzlich der erstbesten Krankheit nicht mehr gewachsen sein — weil ihr Immunsystem den Notfall nie ernsthaft geprobt hat. Wie man sein Immunsystem richtig trainiert, das habe ich ausführlich in meinem Buch »Immun-Training« dargelegt.

Enzyme und Herpes-Viren

Viel wichtiger als viele Tabletten und Dragees zu schlucken, um ja keinen Schnupfen, keinen Husten,

schon gar keine Halsschmerzen zu bekommen, ist es also, sorgfältig darauf zu achten, daß sich keine chronischen Infektionen einschleichen, um dann nach und nach als etwas Unabänderliches hingenommen zu werden.
So haben sich beispielsweise Millionen Menschen unter uns mehr oder weniger resigniert mit ihrer chronischen Herpes-Infektion abgefunden. Sie wissen genau: Die Bläschen an den Lippen kommen wieder, sobald der Streß überhandnimmt, sobald beruflich ein Rückschlag erfolgte oder in der Partnerschaft ein größeres Problem auftauchte. Über Nacht sind sie plötzlich da. Dann muß man abwarten, bis sie ausgetrocknet und abgeheilt sind. Die Betroffenen wissen auch: Mit Antibiotika und dergleichen kann man gegen die Bläschen nichts ausrichten. Und weil diese gesundheitliche Störung nicht sehr stark behindert, eigentlich mehr ein kosmetisches als ein gesundheitliches Problem darzustellen scheint, gibt man irgendwann auf. Das ist ein grober Fehler!
In diesem Fall wäre es nun allerdings dringend geboten, alles zu tun, dieser chronischen Infektion ein Ende zu bereiten. Denn: Die Infektion ist ein Zeichen dafür, daß das Abwehrsystem nicht perfekt funktioniert. Diese Schwäche dürfen wir aber auf keinen Fall dulden, weil wir einfach nicht wissen, ob die geduldeten Viren nicht heimlich zugleich einen anderen, viel schlimmeren Schaden anrichten. Und weil wir auch nicht sicher sein können, ob ein Immunsystem, das Herpes-Viren duldet, nicht auch andere Krankheitserreger übersieht. Ähnliches gilt übrigens für Warzen: auch sie sind ein Hinweis auf eine Virus-Infek-

tion. Sie tauchen besonders häufig auf während der Pubertät, während der Schwangerschaft – oder um das 40. Lebensjahr, wenn das Abwehrsystem in der Immuno-Pause in eine schwierige Krise gerät. Auch dieser Hinweis auf ein geschwächtes Immunsystem darf nicht übersehen werden.

Was sich im einzelnen zur Wiedergewinnung einer stabilen Abwehr unternehmen läßt, das finden Sie ebenfalls in meinem Buch »Immun-Training«. Wichtig ist zu wissen – und das sollten wir alle uns ständig vor Augen halten –, daß man das Immunsystem tatsächlich trainieren kann. Dieses Training ist allerdings nicht so einfach wie ein Muskeltraining. Unser Immunsystem ist sehr kompliziert und kann durch vielerlei Einflüsse von innen und von außen immer wieder beeinträchtigt, irritiert oder geschwächt werden.

Zu den besonders wirksamen, oftmals sehr rasch helfenden Mitteln bei Herpes-Infektionen gehören Enzyme: Man trägt eine Enzymsalbe auf, sobald die Lippen an einer Stelle zu brennen und zu spannen beginnen. Gleichzeitig nimmt man Enzymtabletten ein. Noch wirkungsvoller sind auch in diesem Fall Injektionen durch den Arzt, weil die Enzyme ohne den Umweg über den Verdauungstrakt und ohne Verluste bei der Darmpassage ins Blut gelangen. Die Enzyme helfen, den aktiv gewordenen Erreger zu enttarnen, so daß die Abwehrkräfte sie rascher erkennen und vernichten können. In vielen Fällen kann damit tatsächlich ein erneutes Aufflammen der Infektion verhindert werden. Zumindest wird erreicht, daß die Abstände zwischen dem Auftreten der Lippenbläschen immer größer werden.

Dasselbe gilt für das Herpes-Virus, das sich im Genitalbereich bemerkbar macht. Es muß energisch bekämpft werden. Das ist man nicht nur dem Partner schuldig, sondern auch der eigenen Gesundheit. Enzyme gehören zur Therapie, was immer man sonst noch anwendet.

Enzyme bei Gürtelrose

Bei Virus-Infektionen wie etwa der Gürtelrose (Herpes zoster) braucht man den Patienten nicht zur Therapie zu drängen. Er bittet selbst darum, denn Krankheitssymptome und Schmerzen sind doch erheblich massiver. Den Hintergrund habe ich schon dargelegt: Es handelt sich nicht um eine Erstinfektion, sondern Varicellazoster, das Windpocken-Virus, hatte sich nach der ursprünglichen Infektion, die Jahre oder gar Jahrzehnte zurückliegen kann und damals wohl nicht gründlich genug angegangen wurde, entlang peripherer Nervenfasern zu bestimmten Nervenzellen gerettet und dort regelrecht »versteckt«. Wahrscheinlich legte es, um nicht erkannt zu werden, sogar seine Proteinhülle ab, so daß also nur die Gen-Anlagen überlebten. Auslöser für seine »Reaktivierung« ist fast immer eine schwere seelische Belastung, die das Immunsystem so sehr lähmt, daß das Virus sich wieder vermehren kann. Unter einer Gürtelrose leiden häufig auch Patienten, deren Immunsystem etwa nach einer Organtransplantation oder nach massiven Maßnahmen zur Krebsbekämpfung supprimiert, also künstlich unterdrückt wurde. Die Krankheit äu-

ßert sich immer im Bereich des Nervenastes, in dem sich das Virus versteckt hatte, etwa auf einer Körperseite entlang der unteren Rippen. Die Bläschenkette bietet dann das Bild eines Gürtels. Daher der Name Gürtelrose. In schweren Fällen kann die Infektion aber auch von einem Nervenast zum nächsten überspringen.
Nach zwei bis vier Wochen sind die heftig juckenden Bläschen abgeheilt. Doch nicht selten dauern neuralgische Schmerzen noch über Wochen oder gar Monate weiter. Sie können so heftig sein, daß Betroffene nur noch den Wunsch haben, ihrem Leben ein Ende zu bereiten.
Mit Enzymen läßt sich gerade dieses Virusleiden sehr wirkungsvoll angehen. Nicht selten kann man schon zwei Tage nach Therapiebeginn völlige Schmerzfreiheit beobachten. Die Bläschen heilen ebenfalls schneller ab. Vielleicht das Wichtigste überhaupt: Die nachfolgenden neuralgischen Schmerzen bleiben aus. Wichtig ist speziell bei der Gürtelrose aber, daß die Enzymtherapie so früh wie möglich begonnen wird. Als beste Methode hat sich eine hochdosierte intramuskuläre Injektion erwiesen.
Wie die Enzymwirkung wohl zu erklären ist, das versuche ich im Kapitel »Enzyme und Immunkomplexe« darzulegen.

Enzyme und Multiple Sklerose

Eine der häufigsten Nervenkrankheiten, die Multiple Sklerose, kurz MS genannt, hat aller Wahrscheinlichkeit nach ebenfalls mit einem Slow-Virus zu tun, wenngleich die Zusammenhänge bis heute nicht eindeutig geklärt sind. Ort und Art der Krankheit (Zentralnervensystem, chronischer, schubartiger Verlauf, Bildung von Zerfallsherden, meßbare Veränderungen des Immunsystems und Unwirksamkeit einer Antibiotikatherapie) legen fast schon zwingend den Verdacht nahe, daß ein Virus, das sich wiederum lange vor der Manifestation der Erkrankung in das Nervengeflecht geflüchtet hat, dort sein Unwesen treibt. Aus leichten Sehstörungen, rascher Ermüdbarkeit, einem gewissen Schwächegefühl, leichten Sprachstörungen – lauter Erscheinungen, die man in der Regel kaum beachtet – kann sich schneller oder langsamer ein unaufhaltsamer Zerfall der Körperkräfte ergeben, wobei den Verschlimmerungen oft leichte Besserungen, mitunter sogar eine teilweise Rückbildung der Krankheitssymptome folgen. Der Patient wird also pausenlos und nicht selten über Jahre zwischen Hoffen und Bangen hin und her geworfen.

Über die Anwendungsmöglichkeiten von Enzymen bei der MS kann ich nun nicht aus eigenen Erfahrungen berichten, sondern nur das wiedergeben, was ich aus medizinischer Fachliteratur weiß. Diese Berichte sind allerdings so interessant, daß ich zumindest kurz darauf eingehen möchte, weil sie zeigen, wie wichtig eine ausreichende Enzymversorgung und notfalls eine gezielte Enzymtherapie sein kann: In Oberndorf bei Salzburg lebt eine Ärztin, die vor beinahe 20 Jahren zur Kenntnis nehmen mußte, daß sie selbst an einer MS erkrankt war. Sie ist in den zurückliegenden Jahren zur Spezialistin dieser schlimmen Krankheit geworden. Sie, die früher schon zeitweise auf den Rollstuhl angewiesen war, kann nicht nur ihren Beruf als Ärztin längst wieder voll ausüben — und sie erlegt sich dabei wahrhaftig keine Schonung auf —, sie hat auch mehr als jeder andere rund 350 MS-Patienten helfen können — und das, obwohl in den meisten Fällen die Patienten viel zu spät zu ihr gekommen waren, nämlich erst, nachdem alle anderen Versuche einer Therapie gescheitert waren und die Krankheit schon ein nahezu hoffnungsloses Stadium erreicht hatte. Die Ärztin half mit einer speziellen Enzymtherapie, ergänzt durch Vitamin A und Vitamin E. Ihre Patienten mußten darüber hinaus bestimmte Diätpläne einhalten.

Das Ergebnis ist ungemein ermutigend: Bei über der Hälfte der Patienten konnte erreicht werden, daß sie sich wieder deutlich besser und leistungsfähiger fühlen. Manche konnten aus dem Rollstuhl wieder aufstehen oder sogar in ihren Beruf zurückkehren. Viele blieben fortan sogar vollkommen rezidivfrei. Bei einem weiteren Drittel konnte zumindest ein Fortschreiten der Krankheit verhindert und der Zustand zu Beginn der Behandlung stabilisiert werden.

Nur bei ganz wenigen (12 Prozent) war auch mit der Enzymtherapie nichts zu erreichen. Es handelte sich dabei ausnahmslos um Patienten, die vorher über einen langen Zeitraum mit bestimmten Medikamenten (Cortison, ACTH) behandelt worden waren, die offensichtlich zur Folge haben, daß Enzyme frühestens ein halbes Jahr nach deren Absetzen wieder wirksam werden können.

Diese Erfolgsstatistik sieht noch wesentlich günstiger

aus, betrachtet man nur die Patienten mit einem schubhaften Verlauf der Krankheit: Rund 80 Prozent wurden rasch und gründlich soweit wiederhergestellt, daß sie in ein ganz normales Leben zurückkehren konnten.
Die Ärztin aus Oberndorf ist keineswegs die einzige, die Erfolge mit der Enzymtherapie bei MS aufweisen kann. Schon Professor Max Wolf berichtete 1971 von häufig eintretenden Remissionen durch eine Enzymbehandlung bei der MS. Kurz darauf kamen ähnliche Erfolgsberichte von der Universität Athen und von einer neurologischen Klinik in der ČSFR. Neueste Forschungen auf diesem Gebiet eröffnen eine ganz neue zusätzliche Perspektive, bieten einen Einblick in ein Gebiet der Immunologie, das ungemein interessant ist. (Wer mehr über die Enzymtherapie bei MS wissen möchte, wendet sich am besten an die Medizinische Enzymforschungsgesellschaft e.V., Alpenstraße 29, 8192 Geretsried 1.)

7
Enzyme — die Immun-»Hilfskräfte«

Wenn wir vom Abwehrsystem unseres Körpers sprechen, dann müssen wir bedenken, daß die Aufgaben unseres Immunsystems keineswegs auf die Vernichtung von Krankheitserregern beschränkt sind. Der Rahmen muß sehr viel weiter gespannt werden: Einerseits müssen die Abwehrkräfte nicht nur Aggressoren wie Bakterien, Viren, Pilze erkennen und vernichten, nicht nur Gifte und Schadstoffe ausfindig machen, sondern weit darüber hinaus grundsätzlich alles registrieren, was fremd ist und im Organismus nichts zu suchen hat. Dazu kommt auch noch die Unterscheidung zwischen krankhaft und gesund, lebendig und tot. Eine entartete Zelle, die zum Tumor heranwachsen könnte, muß erkannt und vernichtet werden, obwohl sie ein Teil des eigenen Körpers ist. Andererseits ist mit der Vernichtung der Angriffsfähigkeit der Krankheitserreger, der Gift- und der Fremdstoffe noch längst nicht alles getan. Das unschädlich gemachte Virus ist zwar kein Krankheitserreger im eigentlichen Sinn mehr. Es kann sich nicht mehr an Zellwänden festsetzen und diese zur Herstellung neuer Viren zwingen. Doch es ist nach wie vor ein Fremdkörper im Blut, etwas, das eliminiert werden muß. Neueste Forschungen zeigen nun, daß das Problem noch vielschichtiger ist. Um eine massive Virus-Invasion abwehren zu können, muß der Körper gegen dieses Antigen sogenannte Antikörper herstellen. Es handelt sich um ein Protein, das sich an das Antigen anheftet und es damit neutralisiert. Dabei entsteht ein sogenannter Immunkomplex. Das Antigen ist also noch längst nicht vernichtet, schon gar nicht aufgelöst, sondern, gewissermaßen mit dem Abwehrposten zu einem Paket verschnürt, nach wie vor in Blut und Lymphe gegenwärtig.

Entscheidend ist nun, daß sich Antigen und Antikörper nicht nur schön paarweise zusammenbinden, ein Antigen mit einem Antikörper zu einem winzigen und einfachen Immunkomplex, sondern es können sich für die Verhältnisse dieser Mikrowelt geradezu riesige Komplexe bilden, in denen zahlreiche Antigene und möglicherweise noch mehr Antikörper zu einem Gebilde zusammengeschweißt sind. Diese übergroßen Immunkomplexe nun, das zeigen moderne Forschungen, sind keineswegs harmlose Gebilde, sondern sie können selbst zum Auslöser schlimmer Krankheiten werden. Denn offensichtlich lassen sich diese Riesenmoleküle durch das normale Filtersystem nicht ausscheiden, weil sie dafür einfach zu groß sind. Dadurch kommt es vermehrt dazu, daß sie im Blut zirkulieren und sich an Zellwände ansetzen.

Interessant ist nun die Feststellung, in welchen Fällen es überhaupt zu solchen Riesen-Immunkomplexen kommen kann. Dies ist nicht etwa dann der Fall, wenn die Antikörper, also die speziellen Abwehrgebilde des Körpers, dem angreifenden Antigen zahlenmäßig unterlegen sind. Ein Antikörper besitzt nämlich zwei Möglichkeiten, an Antigene »anzudocken«. Er kann also zwei Antigene an sich binden, so daß die Zahl der Angreifer doppelt so groß sein kann wie die der Verteidiger.

Sind die Abwehrzellen den Angreifern allerdings zahlenmäßig überlegen, dann heften sie sich auch an Antigene, die eigentlich schon besetzt sind. Und es kommen immer noch mehr hinzu, so daß sich leicht zehn oder noch mehr Antikörper auf fünf oder sechs Antigene stürzen. Auf diese Weise entsteht der große und gefährliche Immunkomplex.

Nun konnten die Wissenschaftler aber auch zeigen, daß viele chronisch kranke Menschen viel zu viele Immunkomplexe im Blut haben. Bei MS-Patienten fanden sich die deutlich erhöhten Immunkomplexwerte bei 79,6 Prozent der untersuchten Fälle. Und zwar fand man, daß nur jene von ihnen einigermaßen normale Werte besaßen, deren MS keinen chronischen, sondern einen schubartigen Verlauf nahm — und die gerade keine Schubphase erlebten. Sobald sie jedoch von einer Schubphase heimgesucht wurden, stiegen auch bei ihnen die Werte der Immunkomplexe im Blut deutlich an.

Aller Wahrscheinlichkeit nach, das wird die nahe Zukunft wohl klären, spielen diese übermäßigen Immunkomplexe, die der Körper aus dem einen oder anderen Grund nicht aus dem Blut eliminieren kann, auch bei vielen Rheumaerkrankungen, bei der Bildung von Arteriosklerose und bei Nierenschädigungen eine ganz wesentliche Rolle: Die im Serum zirkulierenden Immunkomplexe lagern sich nämlich ab.

Und dann setzt sich ein Immunprozeß in Gang, der rasch zur sogenannten Autoaggression werden kann. Das bedeutet, die Abwehrzellen greifen körpereigenes Gewebe an. Deshalb gehört es im Schwarzwald Sanatorium Obertal zur gründlichen Aufnahme-Untersuchung, daß wir in einer speziellen Diagnose nach Immunkomplexen fahnden. Solche Diagnosemethoden sind heute mit Hilfe eines gutausgerüsteten Labors ohne großen Aufwand möglich. Für den Arzt bedeuten sie aber ganz wichtige Aussagen über mögliche Hintergründe einer Krankheit.
Nun weiß man aber, daß es bei jeder Infektion im Laufe des Abwehrkampfes vorübergehend zu einem Überschuß an Antikörpern kommt. Normalerweise sind diese Abwehrzellen den Angreifern in den ersten Tagen unterlegen. Der Körper muß ja die Antikörper erst in fieberhafter Arbeit – im wahrsten Sinn des Wortes – herstellen. Um den dritten, vierten Tag produziert er solche Mengen davon, daß es zu einer deutlichen Überlegenheit kommen kann – dies vor allem dann, wenn der Entzündungsprozeß allzu heftig abläuft. Wenn die Untersuchung des Blutes ergibt, daß sich im Blut nur noch freie Antikörper, aber keine Immunkomplexe mehr befinden, weiß der Arzt, daß die Krankheit endgültig überstanden ist. Aber eben erst dann, nicht schon, wenn das Blut noch mit Immunkomplexen in riesigen Zahlen überschüttet ist. Hier dazu nur noch soviel: Wir müssen durch ein vernünftiges Immun-Training unbedingt dafür sorgen, daß die Antworten unseres Körpers auf Reize und Angriffe nicht maßlos über das Ziel hinausschießen.

Lassen Sie mich in diesem Fall einen Vergleich heranziehen. Es ist mit dem Immunsystem ganz ähnlich wie mit der Kälte- und Wärmeregulierung unseres Körpers. Gesund sind beide nur bei maßvoller Reaktion. Ein Körper, der bei kleinsten Temperaturschwankungen zu frösteln beginnt und in den Hautbezirken die Durchblutung drosselt, der muß unentwegt erkältet sein — genau wie der andere, dessen Sensoren überhaupt keine Temperaturveränderungen mehr registrieren, weil sie unempfindlich geworden sind. Auf ähnliche Weise gilt es zu erreichen, daß der Körper in seinen Abwehrmaßnahmen maßvoll reagiert. Er muß alles, was fremd, was giftig, was krankmachend ist, unbedingt erkennen und ausschalten. Doch er darf dabei weder in Hektik noch in Nachlässigkeit verfallen. Das kann er aber nur, wenn er in Übung ist — und vor allem, wenn seine Abwehrkräfte durch eine gesunde Thymusfunktion entsprechend geschult sind.

Besorgniserregend in diesem Zusammenhang ist die enorme Zunahme der Allergien in unseren Tagen. Bei jeder Allergie, und wären die Symptome noch so harmlos, bildet der Körper Immunkomplexe — in diesem Fall sogar auf völlig sinnlose Weise. Er greift harmlose Substanzen an, weil er sie aus irgendeinem Grund nicht als harmlos erkennen kann. Er baut also gegen Hausstaub, Tierhaare, Blütenpollen — um nur einige Stoffe zu nennen, die für den Körper zu Antigenen werden können — spezielle Antikörper auf. Sobald diese auf das vermeintliche Antigen treffen, wird das Blut mit den entsprechenden Antikörpern überschwemmt.

Die neuesten Einsichten über die Gefährlichkeit der Immunkomplexe zeigten, daß Allergien keineswegs nur lästige Störungen sind. Mehr dazu finden Sie in meinem Buch »Allergie-Stop«.
Lassen Sie mich hier nur noch einen Punkt erwähnen: Wenn wir erreichen wollen, daß unser Abwehrsystem gesund reagiert, dann ist es besonders wichtig, daß wir unsere Ängste überwinden. Es gibt heute wohl kaum mehr einen Zweifel daran, daß speziell das Immunsystem sehr sensibel nicht nur auf große Angstgefühle, sondern sogar auf scheinbar nur flüchtig ängstliche Gedanken reagiert. Dann eben werden auch Antikörper in der bedrohlichen Überfülle produziert. Dann kommt es zu den riesigen Immunkomplexen. Dann wird der Körper, der möglicherweise schon mit der nächsten Keimflut zu kämpfen hat, mit der Schwemme der Immunkomplexe nicht mehr fertig. Und dann kommt es zu den eigentlich schlimmen, zu den chronischen Leiden.

Enzyme lösen Immunkomplexe auf

Normalerweise werden Immunkomplexe von Freßzellen aufgenommen und aufgelöst. Nun weiß man aber, daß bei diesem Vorgang Enzyme freigesetzt werden, die ihrerseits bei der Auflösung weiterer Immunkomplexe mithelfen. Solche Vorgänge lassen sich sichtbar machen.
An der Beseitigung von Immunkomplexen, wie groß sie auch immer sein mögen, sind also Enzyme wiederum maßgeblich beteiligt. Die Auflösung der Im-

munkomplexe geht sogar um so schneller vor sich, je mehr eiweißspaltende Enzyme zur Stelle sind.

Daß man die Enzymhilfe zur Beseitigung von Immunkomplexen durch Einnahme von Enzympräparaten unterstützen kann, das haben Wissenschaftler der Universität Wien in den letzten Jahren in umfangreichen Experimenten bestätigt. Am wirksamsten zeigten sich nicht Einzelenzyme, sondern Enzymgemische, wie sie heute in vielen Präparaten angeboten werden.

Enzyme verhindern Rheuma

Da viele rheumatische Erkrankungen mit einem fehlerhaft funktionierenden Immunsystem zu tun haben — weshalb wir im Schwarzwald Sanatorium Obertal so viele Erfolge mit unserem aus dem Thymus-Gesamtextrakt hergestellten Immunmodulator »Thymo-Sand« erreichen können —, hat man natürlich auch die Wirkung von Enzymen auf diese Krankheit untersucht. In einer klinischen Studie, die über 1000 Patienten vieler Praxen aus dem ganzen Bundesgebiet umfaßte, versuchte man festzustellen, wie Enzyme die verschiedenen rheumatischen Leiden beeinflussen. Von den 1000 Rheumatikern litten 407 an einer Arthrose, also an der altersbedingten Verkümmerung und Abnutzung von Gelenken, 238 an einer Arthritis, also an einem entzündlichen Gelenkrheuma, 155 an einem Weichteil-Rheuma, und 204 an mehreren Erkrankungen des rheumatischen Formenkreises gleichzeitig. Die Patienten bekamen alle vier Wochen lang ein Enzyme-Gemisch aus Trypsin, Lipase, Amylase, Chymotrypsin, Papain, Bromelin und Pankreatin (»Mulsal«), das eigens gegen Rheuma hergestellt wurde. Überprüft wurden während der Behandlung die Ruhe-, Belastungs- und Druckschmerzen, die Morgensteifigkeit und Funktionseinschränkungen.

Die Ergebnisse der Studie waren nun doch recht eindrucksvoll:

● Die schönsten Erfolge wurden bei den Patienten mit Weichteil-Rheuma (Muskel-Rheuma) registriert: Die Symptome schwächten sich ab auf 31 bis sogar 34 Prozent der ursprünglichen Ausprägung. Und das bereits innerhalb der ersten acht Tage.

● Bei den Patienten mit einer Arthritis wurden 52 bis 41 Prozent erreicht. Allerdings dauerte es etwas länger, ehe sich dieser Erfolg einstellte.

● Selbst bei den Arthrose-Patienten konnte innerhalb der vier Wochen ein Rückgang der Symptome auf zwei Drittel bis zur Hälfte des Ausgangsniveaus erreicht werden.

● Bei den Patienten mit Mehrfachdiagnose konnte in etwa die Rückführung der Symptome auf die Hälfte der Ausgangswerte erreicht werden.

Besonders erfreulich an diesem Ergebnis ist, daß mit dem Rückgang der Beschwerden auch jeweils eine Funktionsverbesserung verbunden war. Die Schmerzen ließen nach, und die Patienten konnten ihre Glieder oder Muskeln wieder leichter bewegen. Und zwar waren auch in diesem Punkt die Ergebnisse um so erfreulicher, je früher mit der Enzymtherapie begonnen wurde. Rheumaleiden, die weniger als fünf Jahre alt waren, konnten im Durchschnitt doppelt so gute Erfolge aufweisen wie Krankheiten, die schon zehn oder gar zwanzig Jahre andauerten.

Wie könnte man sich die Wirkung der Enzyme bei rheumatischen Erkrankungen erklären? Auf vielfältige Art: Einmal tragen die Enzyme dazu bei, daß Immunkomplexe enttarnt werden. Damit reinigen sie zugleich die Gewebsflüssigkeit und Zellwände. Das irritierte Abwehrsystem wird damit in die Lage versetzt, wieder klar zu erkennen, was körpereigen ist und nicht angegriffen werden darf, und was »Abfall« ist und beseitigt werden muß.

Ganz offensichtlich geht es bei vielen rheumatischen Erkrankungen genau um dieses Problem. Das irritierte Abwehrsystem greift in seiner Verwirrung eigenes Gewebe an und richtet dabei verheerenden Schaden an. Zu dieser Verwirrung aber kommt es unter anderem durch Ablagerungen von Immunkomplexen auf den Körperzellen.

Und das ist wohl der zweite Effekt: Enzyme sind maßgeblich daran beteiligt, daß Immunkomplexe aufgelöst werden. Enzyme können somit also wesentlich dazu beitragen, daß es erst gar nicht zu einem fehlgesteuerten entzündlichen Prozeß im Körper kommt, der sich mehr und mehr zumindest bei manchen Rheumafaktoren, etwa der chronischen Polyarthritis (cP), gegen den eigenen Körper richtet. Da es sich bei solchen autoaggressiven Entzündungen um einen sehr komplizierten Vorgang eines irritierten Immunsystems handelt, ist es nicht ganz einfach, in den Prozeß einzugreifen. Mit einer Unterdrückung (Suppression) der körpereigenen Abwehrkräfte läßt sich der Entzündungsprozeß zwar drosseln, doch damit muß naturgemäß auch die Anfälligkeit für Infektionen ansteigen. Mit Maßnahmen, die »anheizend« auf die Entzündung wirken, etwa mit einer ungezielten Stärkung der Immun-Reaktionen (Immunstimulation), mit Hitzeanwendungen und dergleichen, wird die Entzündung verstärkt — und der Zerstörungsprozeß in den Gelenken beschleunigt. Die Entzündung dient in jedem Fall ja nicht dem Abheilen. Sie ist unsinnig und muß gestoppt werden.

Deshalb kann man der Krankheit nur beikommen, indem man versucht, das Immunsystem wieder zu einem normalen, gesunden Funktionieren zurückzuführen. Wir erreichen das im Schwarzwald Sanatorium Obertal in vielen Fällen mit »ThymoSand«: Die Wirkstoffe der voll funktionsfähigen Thymusdrüse besitzen tatsächlich eine Art »Nachschulungseffekt«.

Gleichzeitig verabreichen wir aber auch Enzyme. Sie dämpfen den Entzündungsprozeß und lindern die Schmerzen. Sie steigern — offensichtlich durch ihre »Aufräumarbeiten« — auch die Wirkung der immunmodulierenden ThymoSand-Therapie.

Ähnliche positive Auswirkungen einer zusätzlich angewandten Enzymtherapie sehen wir immer wieder auch bei der Behandlung anderer Leiden, die einen Defekt oder eine Irritierung des Immunsystems als eigentlichen Hintergrund besitzen, etwa bei Allergien, chronischer Bronchitis, Diabetes, Arteriosklerose und auch Krebs.

Für ein perfekt funktionierendes Immunsystem ist die ausreichende Enzymversorgung eine Grundvoraussetzung. Das heißt wahrhaftig nicht, man könnte jedes Leiden und jeden Immundefekt kurzerhand mit Enzymen heilen. Doch nur zu oft bleiben Therapien tatsächlich erfolglos — oder sind in ihrer Wirkung deutlich gemindert —, wenn nicht zugleich eine Enzymtherapie durchgeführt wird.

Das sollten — ich muß es hier noch einmal ausdrücklich erwähnen — vor allem Männer und Frauen um die 40 beachten, wenn sie möglicherweise schon in die Immuno-Pause gekommen und damit von chronischen Leiden bedroht sind. Als Immuno-Pause bezeichne ich jene Gesundheitskrise, die oft schon in der Mitte des Lebens auftritt, wenn das Immunsystem erschöpft und die Thymusdrüse so stark verkümmert ist, daß Fehler im Abwehr- und Ordnungsgeschehen des Körpers nicht mehr korrigiert werden können. Gerade dann, wenn die sonst alljährliche Angina ausbleibt, wenn Husten und Schnupfen chronisch geworden sind, wenn sich erste Hinweise auf einen Diabetes zeigen, wenn die Haut ihre Elastizität verliert, fleckig und ledern wird — dann ist es höchste Zeit, einmal mit dem Arzt auch eine gezielte Enzymtherapie zu besprechen. Noch besser wäre es natürlich, man könnte sich dazu durchringen, den Urlaub zu einem regenerierenden Immun-Training zu gestalten.

8
Enzyme — in der Krebstherapie

Lassen Sie mich dieses Kapitel mit einem Fall beginnen, der sich bei uns im Schwarzwald Sanatorium Obertal zugetragen hat. Auch wenn er nicht verallgemeinert werden darf und ich die Leser von vornherein vor falschen, vor allem übertriebenen Hoffnungen warnen muß: er hat sich so, wie ich ihn hier schildere, ereignet. In diesem Fall darf ich ohne Übertreibung behaupten: Die Enzymtherapie war geradezu verblüffend wirksam.
Bei Frau B., Jahrgang 1912, einer sehr liebenswerten, in sich gekehrten Dame aus dem Rheinland, war schon 1984 ein Mamma-Karcinom (Brustkrebs) festgestellt worden. Gleichzeitig wurden bereits multiple Metastasen in beiden Lungen von einer Größe bis zu einem Zentimeter Durchmesser diagnostiziert. Es waren auch schon Rippen befallen. Und es gab einen Pleuraerguß in der linken Lunge. Frau B. wurde in großen Kliniken behandelt. Den Tumor in der Brust entfernte man operativ. Doch die Metastasen entwickelten sich trotz aller medikamentösen Maßnahmen. Als die Patientin im Frühjahr 1988 zu uns kam, hatten manche dieser Tochtergeschwülste bereits eine Größe von drei Zentimetern erreicht. Wir behandel-

ten Frau B. mit unserem »ThymoSand« und gaben ihr gleichzeitig Wobe-Mugos in Klistierform. Die bisherige Therapie wurde weitergeführt. Im Herbst desselben Jahres glaubten die behandelnden Ärzte, sie hätten die Röntgenaufnahmen mit den ursprünglichen Bildern verwechselt. Sie notierten: »Gegenüber der Voruntersuchung (im Frühjahr) ist eine dramatische Rückbildung der Metastasierung eingetreten. Es finden sich nur noch zwei Solitärmetastasen von unter 1 cm Durchmesser.« Im nachfolgenden Frühjahr bestätigte der Professor für Onkologie: »Bei Frau B. liegt ein in Vollremission befindliches Pulmonal- und ossär metastasierendes Mamma-Karcinom links vor. Es gibt keinen Anhalt für neu aufgetretene Metastasen.« Diese Beurteilung kam aufgrund von Ganzkörper-Szintigrammen zustande. Er ist also eindeutig. Einfach ausgedrückt heißt das: Nicht nur die zahlreichen Metastasen in der Lunge, einschließlich des Pleuraergusses, sind kleiner geworden oder ganz verschwunden, sondern auch die in den Knochen heranwachsenden Tumoren.

Frau B. war im Sommer 1989 und im Frühjahr 1990 erneut bei uns, wobei jedesmal der positive Therapieerfolg bestätigt werden konnte. Ich habe diesen Fall deshalb so detailliert beschrieben, weil er besonders gut mit Röntgenaufnahmen und Untersuchungsberichten anderer Ärzte dokumentiert wird.

Ich muß hinzufügen: Ein seltener Ausnahmefall ist dieser Heilerfolg mit Enzymen keineswegs. Es gibt inzwischen einige hundert gut dokumentierte Beispiele, die ähnliches berichten. Das alles ist allerdings immer noch viel zu »neu« — trotz der mittlerweile

großen Erfahrungen während gut drei Jahrzehnten. Wer wüßte schon im Detail zu sagen, speziell bei Krebserkrankungen, welche Faktoren ein plötzliches Schrumpfen eines Tumors bewirken und welche ihn möglicherweise dann doch wieder zum Wachsen bringen?
Um zu zeigen, was ich damit meine, möchte ich meinen eigenen Erfahrungen den besonders tragischen Bericht eines US-Ärztemagazins anfügen. Darin geht es nicht um Enzyme — oder vielleicht doch? Die Geschichte ereignete sich vor wenigen Jahren. Vor seiner offiziellen Zulassung als Heilmittel sollte an einer großen Klinik das neue Krebsmittel »Krebiozen« getestet werden. In Inseraten suchten die Mediziner Freiwillige. Unter denen, die sich spontan meldeten, war auch ein Todeskandidat, dem seine Ärzte nur noch wenige Tage, höchstens aber zwei, drei Wochen einräumten. Mr. Wright, ein wohlhabender Unternehmer, fieberte und rang keuchend nach Luft. Er konnte das Bett nicht mehr verlassen. Der Ärzteausschuß lehnte ihn ab. Man wollte dem neuen Mittel gegenüber fair sein und es nicht ausgerechnet an Fällen testen, die von vornherein hoffnungslos waren. Mr. Wright allerdings klammerte sich so verzweifelt an diese letzte Hoffnung, er beschwor die Ärzte so inständig, daß sie ihm schließlich diesen »letzten Wunsch« nicht abschlagen wollten. Sie ließen ihn zu — gewissermaßen »außer Konkurrenz«!
Sehr schnell wurde offenbar, daß das neue Mittel nichts taugte. Bei keinem einzigen Patienten zeigte sich auch nur die geringste positive Wirkung. Ausgenommen der todkranke Mr. Wright. Er erholte sich

zusehends. Die staunenden Ärzte notierten: »Sein Bronchial-Tumor schmolz dahin wie Schnee auf der heißen Ofenplatte. Vier Tage nach Beginn der neuen Therapie war er auf die Hälfte zusammengeschrumpft. Weitere vier Tage später war er nicht mehr aufzuspüren. Eine so gründliche und schnelle Rückbildung wäre selbst bei täglicher Intensivbestrahlung unmöglich gewesen, auch nicht bei einem radiosensitiven Tumor. Der Tumor von Mr. Wright aber hatte mit Bestrahlungen nicht beeinflußt werden können.« Mr. Wright konnte als praktisch geheilt aus dem Krankenhaus entlassen werden. Er kehrte nach Hause zurück — am Steuer seines Privatjets.
Seine Freude dauerte allerdings nicht sehr lange. In der Zeitung las er bald darauf den Bericht der Ärztekommission: »Krebiozen ist höchst umstritten, wahrscheinlich sogar völlig wirkungslos! Es hat bei allen Tests versagt!« Diese Meldung erschütterte Mr. Wright so sehr, daß er schon zwei Monate nach seiner Entlassung wieder in die Klinik eingeliefert werden mußte. Der Tumor war wieder groß wie zuvor, der Gesundheitszustand des Patienten erneut hoffnungslos.
Die Ärzte gingen davon aus, sie könnten sowieso nichts mehr falsch machen. Deshalb sagten sie zu Mr. Wright, er bekäme nun die doppelte Dosis des »Wundermittels«. Tatsächlich verabreichten sie ihm aber ein Placebo, also eine völlig wirkstofffreie Zukkerpille. Und wieder ereignete sich das »Wunder«: Wieder schrumpfte der Tumor. Wieder wurde Mr. Wright völlig gesund. »Seine zweite Heilung verlief sogar noch dramatischer als die erste«, notierten die

Ärzte. »Erneut schmolz der Tumor einfach dahin. Der Patient konnte bald ambulant behandelt werden und flog schon nach wenigen Tagen wieder nach Hause — vor Gesundheit strotzend!«
Wie schön, wäre die Geschichte des Mr. Wright hier zu Ende! Doch sie hat kein Happy-End: Wiederum zwei Monate später veröffentlichten die Ärzte den abschließenden Bericht der American Medical Association über Krebiozen, eine vernichtende Absage: »Landesweite Tests haben gezeigt, daß dieses Mittel in der Krebsbehandlung wertlos ist!« Dem neuen Medikament wurde die Zulassung verweigert. Der Hersteller zog es zurück.
Das hat Mr. Wright nicht überlebt. Wenige Tage nach der Lektüre dieser Meldung erlag er seinem Krebsleiden.

Aus zwei Gründen habe ich diese Geschichte so ausführlich erzählt: Einmal zeigt sie, wie unendlich schwer es ist — speziell bei biologischen Heilmitteln —, einen Wirkungsnachweis zu liefern. Da alle natürlichen Heilstoffe nichts meßbar zerstören und organisch auch nichts verändern, sondern immer nur die körpereigenen Heilkräfte unterstützen, stabilisieren, stärken, gibt es für ihre Wirkung keinen objektivierbaren Maßstab. Denn die Stärkung oder Stabilisierung der Heilkräfte könnte sich ja immer auch »von selbst« eingestellt haben — wie der Fall des Mr. Wright demonstriert. Der Glaube an die »Wunderkraft« eines neuen Mittels hat schon manchen gesund gemacht. Und diesen Heileffekt kann man niemals völlig ausschließen. Ein guter Arzt wird ihn auch immer zusätzlich einsetzen: Mit der Begegnung, die von gegenseitiger Sympathie und von Vertrauen des Patienten zu seinem Arzt getragen ist, wurde der halbe Weg der Heilung bereits zurückgelegt.

Doch das ist schon der zweite Punkt, den ich ansprechen wollte: Wir alle, die wir mit der Pflege und Behandlung kranker Menschen zu tun haben, müssen die Macht der Gedankenkräfte, der Hoffnungen, des Glaubens und der gegenseitigen Sympathie noch viel mehr als bisher zur Entfaltung bringen. Nehmen Sie unser Beispiel Mr. Wright. Wie unendlich heilfähig kann selbst noch der todkranke Körper eines Menschen sein, sobald in ihm die mächtige Hoffnung keimt! Die behandelnden Ärzte haben es bestätigt: Die Hoffnung war wirkungsvoller als die stärksten Medikamente! Und das im hoffnungslosen Zustand! Dürfen wir auf einen so starken Anschub der Heilkräfte auch nur in einem einzigen Fall verzichten?

Wie entsteht Krebs?

Wenn der Körper ohne jegliche sichtbare, meßbare Hilfe von außen in der Lage ist, sich so wirkungsvoll zu helfen, dürfen, ja müssen wir nicht davon ausgehen, daß sich bei bösartigen Entartungen in unserem Körper nicht so etwas wie das Gegenteil dieser Heilkraft auswirken kann? Sind Krebserkrankungen nicht das Ergebnis darniederliegender oder zumindest geknebelter Heilkräfte? Wer oder was aber hindert die Heilkräfte daran, Krebs vorzubeugen und Krebs und heilen?

Bis zur Stunde stehen sich die Meinungen der Krebsforscher über die Entstehung von Krebs kontrovers gegenüber. Während die einen immer noch davon ausgehen, daß Krebs ausschließlich das Ergebnis krebserzeugender Stoffe und Strahlen ist, die mit der Nahrung, mit Umwelteinflüssen unseren Körper belasten, sind andere davon überzeugt, daß solche Belastungen nur ein zusätzliches Problem darstellen, weil Zellentartungen aufgrund der hohen Vervielfältigungsraten ein alltägliches Geschehen in jedem Organismus darstellen, mit dem jeder Körper naturbedingt pausenlos zu tun hat. Möglicherweise entstehen täglich in unserem Körper nicht nur die eine oder andere Krebszelle, sondern Hunderte oder gar Tausende davon. Das gesunde Immunsystem erkennt entartete Zellen und vernichtet sie, so daß es gar nicht zum Heranwachsen eines Tumors kommen kann. Und sollte eine Krebszelle doch einmal übersehen werden, dann kann der heranwachsende Tumor immer noch von Abwehrzellen angegangen und vernichtet werden. Nach dieser Vorstellung, die ich voll und ganz teile, geht es bei der Krebsentstehung tatsächlich um ein doppeltes Versagen des Immunsystems: Zunächst werden Krebszellen nicht mehr als entartet erkannt, sodann greifen die Abwehrzellen auch den bösartigen Tumor nicht mehr an. Man könnte es direkt so formulieren: Krebs ist weder etwas Besonderes noch etwas Bedrohliches, solange unser Immunsystem voll intakt ist. Unser Körper wird tagtäglich damit fertig — bis die nahezu perfekte Abwehrstrategie eines Tages dann doch versagt. Doch selbst in hoffnungsloser Situation können die Heilkräfte sich noch einmal unfaßbar stark zeigen. Sie können bei jedem von uns genauso mächtig sein wie bei Mr. Wright — stärker als massivste Bestrahlungen.

Warum kommt es dann trotzdem zum Krebs?

Nun müßten wir eigentlich nur noch herausfinden, warum es trotz dieses perfekten Schutzmechanismus doch immer wieder so häufig zu schlimmen Krebserkrankungen kommt — und welche Fehler geschehen können, daß eine Krebszelle nicht rechtzeitig entdeckt wird und somit heranwachsen kann.
Erinnern Sie sich an das, was Dr. Max Wolf schon 1934 bei dem Wiener Arzt Dr. E. Freund vorfand: Das Blut aller Menschen, die nicht an Krebs erkrankt sind, enthält einen Faktor, der in der Lage ist, Krebszellen aufzulösen. Im Blut von Krebspatienten dagegen ist diese »Normalsubstanz«, wie der Arzt den Antikrebsfaktor nannte, nicht mehr aufzuspüren. Und: Gibt man Blut, das die »Normalsubstanz« enthält, einem Krebspatienten, dann verliert dieser Faktor alsbald seine Wirkung.
Schon Dr. Max Wolf und der Wiener Forscher Dr. Christiani konnten nachweisen, daß es sich bei der »Normalsubstanz« um ein proteolytisches Enzym handelt. Mittlerweile gibt es auch keinen Zweifel mehr daran, daß Krebserkrankungen mit einem deutlich herabgesetzten Enzymspiegel einhergehen. Das Blut junger, gesunder Menschen ist reich an Enzymen, die Eiweiß, Fett und Kohlenhydrate spalten. Sobald jemand jedoch an einer Entzündung oder an

einer schweren Infektion leidet, ist der Enzymblutspiegel deutlich herabgesetzt. Am niedrigsten ist er bei Krebspatienten. Man kann deshalb direkt von einer erhöhten Krebsgefährdung sprechen, falls ein Enzymmangel gegeben ist. Von daher wird dann auch verständlich, warum mit beginnendem Alter so häufig Krebserkrankungen, die sogenannten Alterskrebse, auftreten: Sobald der Organismus nicht mehr in der Lage ist, sich ausreichend mit Enzymen zu versorgen, fehlen ganz offensichtlich auch die Enzyme als krebshemmende Substanzen. Das ist eine ungemein wichtige, leider noch nicht überall bekannte Einsicht: Enzyme sind — neben anderen Faktoren — eine ganz wichtige Voraussetzung für eine wirksame Krebsvorbeugung.

Wenn das aber stimmt — und es gibt heute keinen begründeten Zweifel mehr daran —, dann muß es auch möglich sein, mit einer gezielten Enzymtherapie sich vor Krebs zu schützen. Einer der prominentesten Enzymforscher und Onkologen unserer Tage, der Direktor des Krebsforschungsinstituts an der Universität Wien, Professor Dr. Heinrich Wrba, sagt denn auch: »Würde man heute gezielt daran gehen, die krebsgefährdeten Menschen systematisch prophylaktisch zu behandeln — unter anderem mit Enzymen —, dann könnte die Rate der Krebserkrankungen auf die Hälfte gesenkt werden.«

Hier liegt wohl die bedeutsamste Aufgabe der Enzymtherapie überhaupt: Krebsvorsorge. Ich kann es nur immer wieder hervorheben: Wir dürfen nicht darauf warten, möglicherweise ängstlich in uns hineinhören, ob sich in unserem Körper etwas Bösartiges entwickelt. Wir müssen die eigentlichen Risikofaktoren ausschalten, so gut es nur geht, also Rauchen, das Verspeisen krebserregender Substanzen, wie sie etwa in gegrilltem, gepökelten Fleisch, in manchen Schimmelpilzen gegeben sein könnten, das Einatmen giftiger Benzindämpfe beim Tanken und dergleichen mehr.

Man kennt heute weit über hundert Substanzen, die Krebs auslösen können. Wie gefährlich solche karzinogenen Stoffe sind, erkennt man allein daraus, daß Forscher bei Tierversuchen nahezu jeden Tumor nach Belieben heranwachsen lassen können. Das gelingt besonders dann problemlos, wenn gleichzeitig das Immunsystem künstlich unterdrückt wird. Hier geht es nicht um die Frage, ob so etwas erlaubt und ethisch zu rechtfertigen ist, sondern lediglich um die Feststellung der Tatsache: Krebs läßt sich mit gewissen Substanzen, mit Bestrahlungen und mit einer Suppression des Immunsystems gezielt auslösen. Woraus man schließen muß, daß die entsprechenden Substanzen, die Strahlen und die Suppression des Immunsystems auch außerhalb des Labors zu Krebs führen können.

Doch das Meiden krebserregender Stoffe allein kann noch nicht genügen. Letztlich ist es auch nicht immer und überall möglich. Es gibt zu viele karzinogene Stoffe, als daß wir vor ihnen davonlaufen könnten. Deshalb muß unser Körper immer zugleich auch mit den Waffen ausgerüstet werden, die ihn in die Lage versetzen, mit Entartungen sofort fertig zu werden.

Freie Krebszellen sind leicht verwundbar

Die Betonung liegt auf dem Wort sofort. Denn die wirksamste Krebsabwehr besteht in der Vernichtung der Krebszellen, bevor sie sich irgendwo in einem Gefäß festsetzen und dort »einigeln« konnten.
Solange Krebszellen nämlich im Blut zirkulieren, sind sie relativ leicht verwundbar. Die Freßzellen unseres Immunsystems erkennen und vernichten sie. Schon in diesem Stadium werden die Abwehrzellen von eiweißspaltenden Enzymen unterstützt – ja, sie sind sogar auf sie angewiesen. Die beste Krebsvorbeugung besteht also in einem perfekt funktionierenden, von keiner Seite irritierten oder überlasteten Immunsystem. Wirklich perfekt kann es aber nur sein, solange die Enzymversorgung stimmt.
Den Enzymen fällt in dieser Phase der Vorbeugung noch eine zweite Aufgabe zu: Sie müssen dazu beitragen, daß die kanzerogenen Stoffe keinen Schaden anrichten! Und das heißt: Abbau der gefährlichen Substanzen zu unproblematischen – und zugleich Reparatur oder auch endgültige Auflösung geschädigter Zellen, damit sie nicht »mißgebildet« weiterexistieren und bei ihrer Vervielfältigung entartete Zellen produzieren.
Das Geschehen rund um unsere Körperzellen, die ja wie kleine Inseln von der Lymphflüssigkeit umgeben sind, ist viel komplizierter, als wir das uns vorstellen können. Da gibt es Schutzstoffe, die die Zellen vor jeglichem Angriff schützen sollen; Botenstoffe, die Meldungen über Störungen an andere Zellen weiterreichen; Stoffe, die eine elektrische Spannung zwi-

schen Außenhaut und Innenhaut aufrechterhalten. Diese Spannung erst macht die Aufnahme von Nähr- und Baustoffen durch die Membran und das Ausscheiden der Stoffwechselprodukte möglich; da kann selbst der so segensreiche und absolut lebensnotwendige Sauerstoff zur tödlichen Bedrohung werden, wenn durch enzymatische Prozesse Moleküle auseinandergesprengt werden und sich ihre Bruchstücke mit dem Sauerstoff zu den sogenannten freien Radikalen verbinden. Ganz einfach ausgedrückt könnte man sagen: Die Zellwände, aber auch Verteidigungskräfte der Zellen rosten. Rund um die Zellen entsteht ein einziges Chaos, in dem ein verhängnisvoller Zerstörungsprozeß den anderen auslöst. Das kann sich im schlimmsten Fall wie eine Kettenreaktion abspielen.
Kein Zweifel, bei den verhängnisvollen Fehlreaktionen vor der Haustüre der Körperzellen handelt es sich wieder um enzymatische Vorgänge. Sie können ablaufen, weil Enzyme, die ihnen Paroli bieten können, fehlen oder ausgefallen sind. Der beste Schutz der Zellen vor freien Radikalen, der wirksamste Schutz für eine Reihe anderer wichtiger Vitamine vor Oxidation, ist beispielsweise Vitamin E. Wenn wir erfahren, daß Vitamin E auch vor übermäßiger Blutgerinnung schützt, durchschauen wir die Zusammenhänge: Vitamin E ist ein wichtiges Coenzym, also ein Teil des Enzyms, der sich mit dem Eiweißkörper zum Enzym zusammentut. Ohne Vitamin E kann der Körper bestimmte eiweißspaltende Enzyme nicht herstellen.

Krebszellen können sich tarnen und verschanzen

Jede Krebszelle muß, um überleben und zum Tumor heranwachsen zu können, einen Anschluß an die Blutversorgung des Körpers finden. Ohne diesen Anschluß geht sie innerhalb von 48 Stunden zugrunde. Meistens stirbt sie schon nach etwa 12 Stunden ab. Deshalb versucht sie, sich irgendwo in einem Blutgefäß festzusetzen. Sie schafft das zunächst mit einer krebstypischen »Klebrigkeit« der Zellwand. Die Amerikaner nennen diese »Klebrigkeit« »cancer cell stickness«.
Hier spielt erneut das Fibrin eine verhängnisvolle Rolle: Die »Klebrigkeit« der Krebszellen besteht nämlich aus Fibrinablagerungen. Die Fibrinschutzhülle wird mit jeder Minute ihrer Existenz dichter.
Diesen Vorgang aberkennen wir schon aus früheren Darlegungen: Sobald ein »Fremdkörper«, ein Gift, eine entartete Zelle in ein Fibrinnetz eingehüllt ist, besitzt das Fremde für die Abwehrzellen eine Tarnkappe und ist nicht mehr als etwas Falsches oder gar Gefährliches zu erkennen, das vernichtet werden müßte. Der Blutfaserstoff Fibrin ist körpereigenes »Material« mit den typischen und unverkennbaren Merkmalen. Die Abwehrzellen greifen es nicht an, sondern schützen es sogar.
Hier sind nun wieder die Enzyme gefragt, die das Fibrin auflösen und die versteckte Gefahr freilegen. Experimentell läßt sich die Wirkung der Fibrinlösung sehr eindrucksvoll zeigen: Gibt man krebskranken Tieren fibrinlösende Enzyme, dann entwickeln sich keine Metastasen. Es können sich also keine Tochter-

geschwülste ausbilden. Erhalten die Tiere dagegen einen Enzymblocker, der das fibrinlösende Enzym behindert, wird die Metastasenbildung vermehrt und auch noch beschleunigt.

Auch hier wirken die Enzyme wieder auf doppelte Weise: Zum einen nehmen sie den Krebszellen ihre »Klebrigkeit«. Das bedeutet, daß sich die entarteten Zellen nicht mehr so leicht festsetzen können. Der Blutfluß reißt sie immer wieder mit, bis sie lebensunfähig geworden sind. Zum anderen aber lösen die Enzyme die Fibrinschutzhülle der Krebszellen ab. Sie depolymerisieren das Fibrin, so lautet der Fachausdruck, womit die Krebszellen schutzlos gegenüber den Freßzellen werden. Man hat beobachtet, daß die Membran der Tumorzelle sich unter der Enzymeinwirkung verändert. Man spricht in der Immunologie heute von der Membranmodulation.

Das ist noch nicht alles. Das Fibrinnetz wird besonders dicht, sobald sich eine Krebszelle an Gewebe festsetzen konnte. Es bildet sich um den wachsenden Tumor herum ein Thrombus. Dieser kann nicht nur den Blutfluß blockieren, er bewirkt auch, daß die heranwachsende Krebszelle vor jeglichem Zugriff der Abwehrzellen sicher sind.

Schließlich, ein drittes Problem, das auftauchen kann, wenn der Körper einen Mangel an fibrinlösenden Enzymen besitzt: Das Fibrin kann sich sogar auf die Freßzellen selbst legen. Sie werden inaktiv und greifen nicht mehr an. Erst wenn mit Hilfe von Enzymen der lähmende Panzer »abverdaut« wird, gewinnen sie ihre ursprüngliche gesunde Aggressivität zurück.

Der Fibrindefekt an Lymphozyten aber wird sehr oft

nach umfangreichen Krebsoperationen und sehr intensiven Behandlungen mit cytostatischen Krebsmitteln beobachtet. Nicht zuletzt ist dieses Problem der Hintergrund dafür, daß Ärzte bei Krebsoperationen so gründlich, ja radikal operieren: Bleibt nur ein winziger Rest des Krebstumors übrig, dann kann man nur allzuoft beobachten, daß dieser Rest geradezu explosionsartig heranwächst, so daß der Tumor sehr schnell seine ursprüngliche Größe wieder erreicht hat. Schuld daran ist aller Wahrscheinlichkeit nach wieder das Fibrin. Speziell nach Operationen, die eine große Wunde nötig machten, ist der Körper mit Fibrin förmlich überschwemmt. Es »verkleistert« buchstäblich alles – auch die Abwehrzellen. Der Tumor kann infolgedessen ungehindert heranwachsen.

Solche Zusammenhänge machen noch einmal deutlich, warum Krebserkrankungen im Alter so stark zunehmen: Der Körper ist im Alter nicht mehr in der Lage, ausreichend fibrinlösende Enzyme zu produzieren. Falsches, vor allem übermäßiges Essen, übermäßiger Streß, unentwegte Abwehrkämpfe infolge massiver Infektionen und psychische Belastungen verschieben das Gleichgewicht von Fibrinbildung und Fibrinlösung. Das Blut, so könnte man es laienhaft ausdrücken, wird im Alter »klebriger«.

Man kann also festhalten – und wir Ärzte am Schwarzwald Sanatorium Obertal haben dies immer wieder bestätigt gefunden: Ein intaktes Immunsystem ist nur gegeben und kann nur zurückgewonnen werden, wenn man gezielt dafür sorgt, daß die Enzymversorgung ausreichend ist. Vor allem ältere

Menschen müssen unbedingt ausreichend eiweißspaltende Enzyme zu sich nehmen, weil sie fibrinlösend wirken und somit eine Krebsprophylaxe darstellen! Ganz wichtig ist hier zu erwähnen, daß man mit Enzym-Kombinationspräparaten, wie sie Professor Dr. Max Wolf mit seinem Wobe-Mugos hergestellt hat — eine Mischung von Enzymen aus Pflanzen und tierischen Organen —, diese gewünschte Antikrebswirkung erzielen kann. Professor Wrba und viele andere haben das immer wieder aufs neue nachgewiesen.

Enzyme — ein Krebsheilmittel?

Was bedeutet das alles nun wirklich? Sind Enzyme, vor allem die eiweißspaltenden Enzyme, die den Blutfaserstoff Fibrin auflösen, also das Krebsheilmittel schlechthin, das man nur in großen Mengen einnehmen muß, um wieder gesund zu werden? Ein Mittel, das allen anderen Krebsmitteln gegenüber den unschätzbaren Vorteil besitzt, daß es keinerlei gefährliche Nebenwirkungen hat?
Nein. Schon Dr. Freund mußte einsehen, daß die von ihm entdeckte »Normalsubstanz«, die den Gesunden vor Krebs zu schützen vermag, beim Krebskranken alsbald ihre Wirkung verliert. Krebs verbirgt sich nicht nur hinter Fibrinnetzen, sondern er produziert auch noch Enzymblocker, die den heranwachsenden Tumor gegen enzymatische Angriffe verteidigen. Deshalb bleiben oft auch hohe Dosen von Enzymen, von außen zum Tumor gebracht, ohne allzu großen Therapieerfolg. Wesentlich besser dagegen sehen die

Ergebnisse aus, lassen sich die Enzyme direkt in den Tumor injizieren. Auf jeden Fall sollte bei Krebserkrankungen die Enzymtherapie als adjuvante, also zusätzliche und unterstützende Therapie niemals fehlen. Schaden kann sie auf keinen Fall. Oft verbessert sie aber andere Maßnahmen ganz deutlich.

Doch darin liegt nicht die eigentliche Bedeutung der Enzymtherapie bei Krebserkrankungen. Viel wichtiger ist sie in der Prävantion — und in der Nachsorge. Die vorbeugende Wirkung habe ich bereits dargestellt. Die Rolle, die Enzyme in der Nachsorge spielen können, ergibt sich folgerichtig und direkt daraus. Schon vor rund 15 Jahren machte ein Arzt an der Münchner Universitätsfrauenklinik eine interessante Beobachtung: Er verabreichte Patientinnen mit Gebärmutterhalskrebs während der Bestrahlungen Enzyme — in der Absicht, damit Thrombosen zu vermeiden. Sechs Jahre danach stellte man fest, daß bei diesen Frauen über die Hälfte weniger Metastasen aufgetreten waren als bei anderen Frauen, die das Thrombosen lösende Mittel nicht bekommen hatten. Deutlicher gesagt: Von denen, die Enzyme bekommen hatten, sind doppelt so viele von einer Rückkehr der Krebserkrankung verschont geblieben. Wie sich inzwischen immer wieder bestätigen ließ, war dieser Erfolg kein Zufall. Er ließ sich — mehr oder weniger deutlich — stets wiederholen. Und er wird auch wiederholt.

Das bedeutet aber: Enzyme sind nötig, um Krebs vorzubeugen — und Enzyme sind nach Krebstherapien ebenso hilfreich, um zu verhindern, daß der Krebs zurückkehrt. Enzyme sind mit die wirksamsten »Immunpeitschen«. Gerade nach intensiven Therapien werden sie dringender denn je gebraucht, denn, es hat keinen Sinn darum herum zu reden: Trotz aller Erfolge in der Krebstherapie, trotz verbesserter Operationsmethoden, trotz immer noch wirksamerer chemischer Medikamente kehrt das Krebsleiden nach erfolgreicher Operation, nach intensiver Chemotherapie, nach Bestrahlungen in nahezu drei Viertel aller Fälle wieder zurück. Entweder ist trotz aller Vorsicht und Sorgfalt doch ein winziger Rest des ursprünglichen Tumors zurückgeblieben, der dann wieder heranwuchs, oder es hatten sich schon vor der Operation Tochtergeschwülste, die sogenannten Metastasen, gebildet. Dritte und wohl häufigste Möglichkeit: Während der Operation sind viele Millionen Krebszellen ins Blut gestreut worden. Das mörderische Spiel konnte von vorne beginnen. Jede Krebszelle versucht irgendwo im Körper, vornehmlich in der Lunge oder im Gehirn, zum Tumor heranzuwachsen. Wie gesehen, gelingt das in diesem Augenblick verhältnismäßig leicht, weil das Blut nach der Operation besonders gerinnfähig ist, also übermäßig viel Fibrin enthält.

Es ist übrigens grundfalsch anzunehmen, nur sehr große und bereits ausgeprägte, gewissermaßen »reife« Tumoren könnten Metastasen ins Blut abgeben. Schon von kleinsten Knötchen können Krebszellen über die Blutbahn oder das Lymphsystem ausgeschwemmt werden. Ein Wissenschaftler fand beispielsweise bei 90 von 162 Patienten mit Stimmbandkarzinomen, die noch winzig wie ein Reiskorn waren, bereits Metastasen.

Das aber ist der Ansatzpunkt für Enzyme. Man hat nachgewiesen, daß nicht nur einzelne Krebszellen, sondern auch noch kleine Tumoren bis zu einer Größe von 20 Millimetern von Enzymen im Zusammenwirken mit Abwehrzellen angegangen werden können. Der kleine Tumor wird, solange das Immunsystem intakt ist, regelrecht aufgefressen. Ist der Tumor allerdings größer, dann vermag er sich entschiedener zur Wehr zu setzen.

Nach jeder Krebstherapie, wie immer sie ausgesehen haben mag, muß man deshalb dafür sorgen, daß das Immunsystem möglichst rasch wieder voll funktionsfähig ist. Leider haben so gut wie alle Methoden moderner Krebsbekämpfung den großen Nachteil, daß sie das Immunsystem schädigen. Welche Auswirkungen Operationen auf das Immunsystem und die enzymatischen Reaktionen haben, das wurde bereits beschrieben. Bei Bestrahlungen und bei chemotherapeutischen Maßnahmen ist die Zerstörung des Immunsystems in aller Regel noch wesentlich schlimmer. Die Lymphozyten gehören leider zu den Zellen unseres Körpers, die bei Bestrahlungen und von zytostatischen Medikamenten am gründlichsten vernichtet werden. Weder Strahlen noch chemische Substanzen können zwischen gesunden und entarteten Zellen unterscheiden. In beiden Fällen wird mit dem Krebs auch gesundes Gewebe – und besonders zahlreich eben die Abwehrzellen – zerstört. Dies ist um so kritischer, als Bestrahlungen in aller Regel nach der Operation erfolgen – in einem Augenblick also, in dem das Immunsystem sowieso schon stark geschädigt im argen liegt.

Eine sinnvolle Krebsnachsorge muß sich deshalb sofort um einen Wiederaufbau des Immunsystems bemühen. Man kann das nicht zuletzt mit einer Thymo-Sand-Therapie, der »Nachschulung« der Lymphozyten, erreichen. Gleichzeitig müssen aber auch die enzymatischen Prozesse im Körper reguliert werden, indem man seine Ernährung auf enzymhaltige Speisen umstellt und zusätzlich eiweißspaltende Enzyme einnimmt.

Professor Wrba stellt aufgrund seiner Erfahrungen durch Jahrzehnte fest: »Enzyme sind zweifellos ein ausgezeichnetes Adjuvans in jeder Situation der Krebstherapie, wobei besonders bemerkenswert ist, daß eine Überdosierung nicht möglich ist und Nebenwirkungen mit aller Sicherheit ausscheiden. Die Hemmung der Metastasierung ist in diesem Zusammenhang gesichert. Sinnvoll ist dabei selbstverständlich nur eine über längere Zeiträume gehende Dauertherapie.«

In Wien fand man auch noch eine zusätzliche Enzymhilfe bei Krebs, die sehr beachtlich ist und heute noch viel häufiger angewendet werden sollte: Man versucht, rechtzeitig entdeckte, noch sehr kleine Knoten in der Brust zunächst mit Enzymen zu behandeln, und damit nach Möglichkeit die Brust zu retten und die Operation überflüssig zu machen. Das gelingt tatsächlich nicht eben selten.

Krebszellen besitzen nämlich die unangenehme Eigenschaft, daß sie nicht gebündelt im festumgrenzten Knäuel heranwachsen, den der Arzt fein säuberlich aus dem umliegenden Gewebe herauslösen könnte. Sie schicken Ausläufer wie Fangarme in das gesunde

Gewebe hinein. Will der Arzt einen Knoten von der Größe eines Kirschkerns herausschneiden, dann muß er rundum wenigstens zwei Zentimeter des gesunden Gewebes mit herausnehmen, um sicherzugehen, daß keiner dieser Ausläufer, oder auch nur ein Stückchen davon, zurückblieb.

Behandelt der Arzt den Brustkrebs nun gezielt mit Enzymen, dann ereignet sich folgendes: Vielleicht schrumpft der Knoten, möglicherweise verschwindet er sogar ganz, womit die Operation überflüssig geworden ist. Auf jeden Fall aber, selbst dann, wenn der Knoten nicht kleiner geworden ist, bietet er schon kurz nach Beginn der Enzymtherapie ein völlig verändertes Bild: Das Tumorgewebe hat sich deutlich gegenüber dem es umgebenden gesunden Gewebe abgesetzt. Nimmt der Arzt diesen nun wirklich runden Knoten heraus, dann kann er beobachten, daß besonders viele Lymphozyten in das Gewebe eingedrungen sind und die Tumorzellen attackieren.

Letztlich bedeutet das: Die Enzyme haben die Voraussetzungen dafür geschaffen, daß das Immunsystem die Gefahr überhaupt erkennen konnte. Sie haben sodann die Abwehrzellen »aufgeweckt«, so daß die Gefahr abgesperrt und isoliert werden konnte. Und diese sind nun tatkräftig beteiligt an der Beseitigung des Fehlers.

Für den Arzt bedeutet das in vielen Fällen: Die Brust kann gerettet werden. Der operative Eingriff jedoch, der meistens gemacht wird, um sicherzugehen, daß auch von einem winzigsten Rest des Knotens keine Metastasierung ausgeht, kann wesentlich schonender vorgenommen werden, weil es nicht mehr nötig ist, viel gesundes Gewebe rund um den Knoten mit herauszunehmen. Wenn aber die Wunde kleiner bleibt, ist auch die Überschüttung des Blutes mit Fibrin kleiner. Je weniger Fibrin im Blut, desto geringer die Gefahr der Metastasenbildung.

Enzyme verhindern das Lymphödem

Wenigstens kurz soll es noch erwähnt werden: Eine schwierige Komplikation nach Brustoperationen ist leider häufig ein Lymphödem. Bei den Bestrahlungen nach der Amputation wurden im Schulterraum feine Lymphgefäße »verschmort«, so daß sich nun im betroffenen Arm die Lymphe wie in einem Staubecken anstaut. Der Arm wird immer dicker und unförmiger. Die Schwellung greift nach und nach auch auf den Unterarm über. Der Arm wird steif, steinhart und bereitet große Schmerzen.
Daß Enzyme davor schützen können, das ist mehrfach nachgewiesen worden. In einem Fall, um nur zwei Beispiele aus unserer Heimat zu nennen, blieb am Städtischen Krankenhaus Kaufbeuren die Enzymtherapie bei nur 4 von 30 Patientinnen mit Lymphstauungen ohne Erfolg. Im anderen Fall wurden 122 Patientinnen in Bonn in zwei Gruppen geteilt. Die Hälfte bekam zwei Jahre lang eiweißspaltende Enzyme, die andere bekam keine Enzyme. Die Patientinnen, die dem Ödem mit Enzymen vorgebeugt hatten, blieben bis auf drei Frauen verschont. In der Kontrollgruppe dagegen gab es 15 Lymphödeme.
Ganz offensichtlich tragen Enzyme dazu bei, daß die

zerstörten Lymphgefäße wieder funktionsfähig gemacht werden. Und sie bauen gleichzeitig Flüssigkeitsansammlungen im Gewebe ab.

Um es noch einmal in aller Deutlichkeit zusammenzufassen, damit keine Mißverständnisse entstehen:
Im Grunde ist der Kampf gegen Krebs heute ohne den Einsatz von Enzymen kaum mehr vorstellbar. Enzyme sind keine Krebsheilmittel, die andere Therapien ersetzen könnten. Enzyme sollten aber immer auch dabei sein, wenn es darum geht, etwas gegen Krebs zu tun.

• In der Prophylaxe: Eine gesunde Enzymversorgung ist der beste Garant dafür, vor Krebs verschont zu bleiben. Schon Mitte der dreißiger Jahre müssen wir alle sorgfältig darauf achten, daß die körpereigene Enzymversorgung noch gewährleistet ist. Es empfiehlt sich, vom erfahrenen Arzt den Enzymstatus kontrollieren und ihn notfalls korrigieren zu lassen. Vergessen wir auch nicht, daß zumindest manche Krebserkrankungen etwas mit Virusinfektionen zu tun haben, Enzyme aber zu den wirksamsten Waffen unseres Körpers gegen Viren gehören! Eine Enzymtherapie gegen Viren kann somit auch wirksamste Krebsprophylaxe sein. Enzyme können dazu beitragen, daß das Immunsystem einen gewissen gesunden Überwachungs-Level erhalten kann, der imstande ist, die Gesundheit zu bewahren.

• Die Enzymtherapie ist wichtig als begleitende Maßnahme neben allen anderen denkbaren Therapien. Die Enzyme tragen mit dazu bei, daß das Immunsystem nicht völlig zerstört und rasch wieder aufgebaut wird. Enzyme schaffen die zerstörten Zellen weg, so daß sich das Leben im Organismus möglichst rasch wieder normalisieren kann. Enzyme verstärken die Wirkung anderer Therapien, dämpfen Entzündungen und lindern Schmerzen.

- Die Enzymtherapie ist ein besonders wirksamer und von Nebenwirkungen und Belastungen freier Schutz gegen die Rückkehr der Krebserkrankung nach der vermeintlichen Heilung. Das ist die wichtigste Einsatzmöglichkeit von Enzymen überhaupt: Wenn wir auch nur einigermaßen sicher sein könnten, daß Krebserkrankungen so behandelt werden können, daß sie endgültig geheilt sind, hätten sie ihren Schrecken verloren. Dann wären wir auch leichter bereit, unangenehme, schmerzhafte Maßnahmen hinzunehmen. Mit einer gezielten Enzymtherapie nach der Operation, nach Chemotherapie oder Bestrahlung kann mit Hilfe der Enzyme ein ganz wichtiger Schritt in dieser Richtung getan werden.

Amerikanische Wissenschaftler haben jüngst den Begriff »Immun-Surveillance-Line« geprägt, womit sie darauf hinweisen wollten, daß unser Immunsystem bei seinen Überwachungsaufgaben über einen bestimmten Level verfügen muß, um in der Lage zu sein, alle gesundheitsschädlichen Faktoren im Auge zu behalten. Dieser Level wird bei unserer modernen Lebensweise, bei falscher Ernährung, im übermäßigen, vor allem aber pausenlosen Streß, bei chronischem Fortbestand nicht ausgeheilter Krankheiten immer wieder unterschritten. Unser Immunsystem kann die Surveillance-Line aber überhaupt nicht

mehr aufrecht erhalten, wenn die entsprechenden Enzyme als wichtigste »Hilfstruppen« fehlen. Das ist der Augenblick, in dem sich chronische Leiden ausbilden — und dazu gehört auch der Krebs in seinen vielfältigen Formen.
Das macht die immense Bedeutung der Enzyme für unsere Gesundheit deutlich.

9
So trainieren und aktivieren Sie Ihre Biokatalysatoren

Kehren wir noch einmal zum Vergleich der Enzyme mit dem Katalysator in der Auspuffanlage des Autos zurück: Wenn Benzin in den Zylindern des Motors verbrannt wird, entstehen Gase, die teilweise schädlich sind und unsere Umwelt zerstören, teilweise sogar hochgiftige Bestandteile enthalten. Wer Autoabgase einatmet, kann sich bekanntlich damit umbringen. Bei den Versuchen, wenigstens die schlimmsten Bestandteile der Abgase unschädlich zu machen, kamen die Techniker auf eine brillante Idee: Sie bauten in der Auspuffanlage ein Gittersystem ein. Die Gase müssen durch feine Kanäle strömen, die mit einer Platinschicht ausgekleidet sind. Dieses Edelmetall sorgt allein durch seine Gegenwart dafür, daß Teile der Abgase sich miteinander zu weniger problematischen Gasen verbinden. Ohne Platin wäre der chemische Vorgang nicht zu verwirklichen. Das Platin selbst bleibt unbeschadet. Es verbraucht sich nicht. Allerdings: Wir müssen aufpassen, daß wir nicht versehentlich bleihaltiges Benzin tanken. Das Blei würde sich auf das Platin legen und den Katalysator unwirksam machen. Blei ist für die Abgase kein Katalysator. Dieses Bild sollten wir immer vor Augen haben, wenn wir an Enzyme denken und versuchen, uns ihre Art und Wirkungsweise vorzustellen. Die Rolle, die sie bei biochemischen Prozessen spielen, ist nämlich sehr ähnlich — nur sehr viel umfangreicher. Und selbstverständlich gibt es ganz entscheidende Unterschiede zwischen unseren Biokatalysatoren und dem Abgaskatalysator: Die Enzyme sind keineswegs nur ein Entgiftungs-Katalysator, mit einer einzigen Aufgabe betraut, sondern unser Körper verfügt über eine kaum vorstellbare Zahl verschiedenartigster Biokatalysatoren, die so gut wie jeden biochemischen Prozeß regeln oder zumindest beschleunigen. Die Enzyme sind auch keine einfachen Metall-Ionen, sondern natürliche, lebendige Eiweißgebilde, die — das ist ganz wichtig — in allem, was lebt, auf gleiche Weise wirken.

Wenn die Natur uns in einem frischgepflückten Apfel Fruchtzucker, Vitamine, Mineralien, Spurenelemente und vieles mehr liefert, dann gibt sie immer auch zugleich die »Werkzeuge« dazu, die dafür sorgen, daß unser Organismus alle diese Stoffe optimal verwerten kann. Und das ist nicht nur beim Obst und bei frischem Gemüse so, sondern auch bei allen anderen natürlichen, unbehandelten Naturprodukten — nicht zuletzt in der Milch und bei Fleisch und Fisch, sofern auch diese Speisen nicht erhitzt, nicht konserviert oder sonstwie »abgetötet« wurden. Wenn Nahrungsmittel beispielsweise Heilstoffe enthalten, etwa ätherische Öle, Bitterstoffe, Gerbstoffe, Saponine, Inulin, Cholin, Eiweiß, dann sind diese Wirkstoffe nicht nur in ihrer Menge und Dosierung genau aufeinander abgestimmt, so daß sie sich gegenseitig aktivieren und optimieren, sondern es sind auch die passenden Enzyme mit dabei, die es erst möglich machen, daß die Heilstoffe sofort und in richtiger Weise vom Organismus aufgenommen werden können. Nicht zuletzt deshalb sind natürliche Heilmittel oft so viel wirksamer als künstlich hergestellte.

Deshalb sind auch frische, ungekochte, »lebendige« Nahrungsstoffe so gesund — und das, was wir normalerweise als Speisen zu uns nehmen, nicht nur weithin wertlos, sondern für den Körper ungemein belastend.

Erster Teil des Trainingsprogramms

Da die Enzyme alle Lebensvorgänge regeln, müssen wir selbstverständlich dafür sorgen — das ist der erste Teil eines vernünftigen Trainingsprogramms —, daß wir mit der Nahrung möglichst viele Enzyme und die wichtigsten Bausteine der Enzyme, nämlich Vitamine und Spurenelemente, aufnehmen. Eine gesunde Enzymversorgung aber kann mit einem gelegentlichen Apfel, mit etwas Salat als Beilage nicht erreicht werden. Von solchen mehr oder weniger zufälligen Nahrungsergänzungen geht mit Sicherheit auch keine Trainingswirkung aus.

Statt dessen ist es notwendig, daß wir uns um einen regelmäßigen, geplanten Konsum naturbelassener Speisen bemühen und unsere Ernährung etwas umstellen. Niemand verlangt, daß wir nun alle »Rohköstler« werden, die radikal auf alle gekochten Speisen verzichten. Doch unsere Nahrung muß gezielt und regelmäßig mit enzymhaltigen Speisen angereichert werden.

Die wichtigsten Maßnahmen können in etwa folgendermaßen aussehen.:

1. Wir verändern unser Frühstück. Weg von dem üblichen weißen Brötchen, von Toast, gebratenem Speck, Rührei und dergleichen – hin zum kräftigen Müsli, zu Vollkornbrot, zu Obst. Das muß nicht an jedem Morgen so sein. Doch wenigstens dreimal in der Woche sollten wir uns ein paar Haferflocken und zwei, drei frisch gemahlene Haselnüsse oder Mandeln mit etwas Milch anrühren und möglichst noch frisches Obst, etwa Apfelstückchen, hineingeben. Ganz wichtig ist dann, daß wir dieses Müsli sehr langsam essen, die Speise gut kauen, damit sie ausreichend eingespeichelt, also mit den körpereigenen Speichel-Enzymen versehen wird. Wenn dies nicht geschieht, liegt das Müsli nämlich schwer im Magen und macht müde. Die Magenenzyme sind nämlich nicht auf Kohlenhydrate, sondern auf Eiweiß spezialisiert.

Kaffee oder Tee am Morgen ist nicht schlecht, doch wir sollten von der Gewohnheit wegkommen, daß es täglich Kaffee sein muß. Wer seinen Kreislauf mit einer Wechseldusche auf Trab gebracht hat, braucht den Kaffee als »Wachmacher« nicht unbedingt. Es gilt einfach von Zeit zu Zeit, sich selbst zu beweisen, daß es auch ohne Kaffee geht. Wenn Sie aber Kaffee trinken, dann achten Sie darauf, daß er nicht zu heiß ist. Die Hitze zerstört die Enzyme im Speichel und möglicherweise auch noch die im Magen. Es wäre deshalb gut, das Müsli entweder vor dem Kaffee zu

essen, besser noch, am Müsli-Tag auf den Kaffee überhaupt zu verzichten.
Versuchen Sie es einmal — Sie werden bald Freude daran haben, weil sie sich hinterher sehr wohl fühlen —, gelegentlich statt des Frühstücks nur einen ganz frischen, möglichst unbehandelten Apfel zu essen, zwei Stunden später als zweites Frühstück einen zweiten.

2. Wir gewöhnen uns an ein zweites Frühstück gegen zehn Uhr. Das ist deshalb wichtig, weil wir mehr und mehr dazu übergehen müssen, die drei üblichen großen Mahlzeiten durch wenigstens fünf kleinere zu ersetzen. Kleinere Essensportionen schonen die Enzym-Quellen. Dieses zweite Frühstück sollte nun nur aus »lebendigen« Naturprodukten bestehen: Obst — möglichst heimische Sorten und solche, die gerade reifen, Gemüse — etwa frische Gurken, Karotten, Kraut, Radieschen, Fenchel, Kohlrabi, Tomaten und dergleichen mehr.

Solche Speisen können auch ersetzt werden durch die entsprechenden Obst- oder Gemüsesäfte. Nur sollten Sie dabei darauf achten, daß Sie davon nicht mehr trinken, als Sie beim Verzehr von Obst oder Gemüse an Saft aufnehmen würden. Konkret heißt das: Ein Glas Apfel- oder Karottensaft ist bereits reichlich. Zwei Gläser pro Mahlzeit wären zuviel. Mehr als drei Glas Obst- oder Gemüsesaft am Tag wären ebenfalls übermäßig.

Versuchen Sie bei dieser zweiten Mahlzeit, den Apfel nicht so nebenher während der Arbeit hinunterzuwürgen, sondern essen Sie mit Spaß und Genuß. Sie wissen: Beim Anblick einer guten Speise läuft uns das

Wasser im Mund zusammen. Bei der bloßen Vorstellung eines köstlichen Mahls wird ebenfalls der Magensaft bereits ausgeschüttet. Dabei handelt es sich stets um eine Enzym-Aktivierung und -Mobilisierung, die für die Verdauung so wichtig ist. Nutzen Sie diese ideale Vorbereitung, indem Sie das, was Sie essen wollen, mit allen Sinnen erst erfassen, vor allem mit den Augen und mit der Nase. Freuen Sie sich auf den bevorstehenden Genuß und genießen Sie dann auch die wunderbare Süßigkeit des Apfels oder die knackige Frische des Kohlrabiknollens. Diese Vorfreude garantiert Ihnen die Bekömmlichkeit der Speise.

3. Wir vermeiden, daß das Mittagessen uns übermäßig belastet. Das heißt in erster Linie: Beschränkung der Essensmenge. Da wir ein zweites Frühstück eingenommen haben, kann der Hunger nicht allzu groß sein. Und das, was uns vorgesetzt wird, muß ja auch nicht unbedingt aufgegessen werden, weil sich das nun einmal so gehört. Legen Sie Messer und Gabel zur Seite, sobald sie das Gefühl haben, es wäre genug. Das wird um so eher der Fall sein, je langsamer Sie essen und je intensiver Sie jeden Bissen auch genießen. Meiden Sie beim Essen jegliche Hetze und jeden Streß – auch Streitgespräche oder heftige Diskussionen. Sie wissen doch: Jede streßähnliche Situation wirkt sich nachteilig auf die Verdauung aus. Blut und Immunkräfte werden abgezogen – damit bleibt auch die enzymatische Versorgung ungenügend.

Achten Sie darauf, das ist der zweite Punkt, daß das Essen abwechslungsreich und die Ernährung damit möglichst »rund« und nicht einseitig ist. Schieben Sie das Gemüse und die Kartoffeln nicht zum Tellerrand, um nur das Fleisch zu verzehren, sonst fehlen Ihnen bald zahlreiche wasserlösliche Enzyme und Spurenelemente, die sich nur im Gemüse finden und die der Körper so dringend braucht, um Enzyme herstellen zu können.

Schließlich: Sorgen Sie dafür, daß nicht grundsätzlich die Suppe am Anfang des Mittagessens steht. Essen sie wenigstens an einigen Tagen der Woche vor der Suppe einen kleinen Teller frisches, rohes Gemüse oder einen gemischten Salat. Damit rüsten Sie Ihren Organismus mit Enzymen aus. Die körpereigenen Enzym-Quellen werden entlastet, die nachfolgende Mahlzeit weit zügiger und besser verdaut. Diese Hilfe ist besonders wichtig bei fortgeschrittenem Alter, wenn die Enzym-Quellen nicht mehr so üppig wie in jüngeren Jahren sprudeln. Es wäre auch nicht falsch, vor dem Essen etwas Obst zu verspeisen oder ein paar Gabeln rohes Sauerkraut. Auch damit würden Sie wertvolle Enzyme für die Verdauungsarbeit bereitstellen.

Nehmen Sie sich bei Ihren Essensgewohnheiten ein Beispiel an den Managern, deren Beruf es mit sich bringt, mehrmals in der Woche mit Geschäftspartnern tafeln zu müssen. Eigentlich müßten sie alle ein enormes Übergewicht haben. Doch wenn Sie sich umsehen, können Sie leicht feststellen, daß dies in den meisten Fällen keineswegs der Fall ist. Wie machen sie es nur, so drahtig, schlank, leistungsfähig zu bleiben?

Ganz einfach: Sie beachten beim Essen einige grundlegende Regeln, die das Speisen zum Genuß ohne böse Folgen werden lassen. Zu diesen Regeln gehört: Kein Weißbrot mit Butter oder Schmalz als Vorspeise, statt dessen Salate. Keine kalorienhaltigen Getränke vor und während des Essens, sondern Mineralwasser, allenfalls ein Gläschen naturreiner Wein. Keine Riesenmahlzeiten mit schwerverdaulichen Speisen, dafür kleine Köstlichkeiten, die sehr gut schmecken, aber nicht belasten. Frischer Spargel mit etwas Schinken ist nun einmal gesünder als das fette Eisbein. Letztlich muß ein solches Essen auch nicht teurer sein als die »gutbürgerliche Küche«, doch es ist kostbarer – und bekömmlicher.

Denken Sie daran: Je größer die Portion ist, die Sie verspeisen, um so mehr Enzyme braucht der Körper, dieses »Angebot« zu zerlegen. Wenn Sie aber große Mengen Süßigkeiten zu sich nehmen, diese möglicherweise noch gierig hinunterschlingen, ohne sie lange genug im Mund zu halten, dann nützt Ihnen die beste Versorgung mit eiweißspaltenden Enzymen durch den Magen und die Bauchspeicheldrüse überhaupt nichts. Nur die kohlenhydratspaltenden Enzyme können diese Speisen zerlegen. Da Zucker und weiße Mehle aber Vitaminräuber sind, wird es für den Organismus immer schwieriger, Enzyme jeglicher Art überhaupt noch in ausreichendem Maße zur Verfgügung zu stellen. Dann eben kommt es zu Blähungen und zu zahlreichen anderen Verdauungsstörungen. Dann werden sich auch die vielen anderen Enzymstörungen, beispielsweise bei der Entgiftung, bei der Blutgerinnung, bei der Wundheilung, bei der Abwehrarbeit des Immunsystgems nach und nach einschleichen.

4. Wir gönnen uns eine vierte Kleinmahlzeit gegen 16 Uhr. Um diese Zeit macht sich der Leistungsabfall besonders deutlich bemerkbar. Wir werden unkonzentriert. Uns unterlaufen immer mehr Fehler. Und wir blicken immer häufiger auf die Uhr, ob es nicht bald Zeit ist für den Feierabend. In diesem Fall kann eine Banane, ein Stück Ananas – sie ist ein besonders guter Lieferant wertvoller Enzyme – rasch und problemlos den Zuckerspiegel anheben, so daß die Leistungskraft zurückkehrt, ohne daß die Körperreserven angegriffen werden. Diese »Vesper« dürfte auch aus einem Stückchen Torte oder Schokolade bestehen. Besser aber wäre wiederum ein Obstsalat, ein Joghurt oder einfach ein Glas frische Milch.
Ein Wort zum vermeintlichen Hungergefühl, das sich vor allem während hektischer Arbeit bemerkbar macht: Es hat mit dem vermeintlich leeren Magen überhaupt nichts zu tun. Hungergefühle gehen nicht vom Magen aus. Sie können sich sogar bei vollem Magen und unmittelbar nach einer üppigen Mahlzeit melden. Der Hintergrund ist nicht schwer zu verstehen: Der Hunger wird vom Hungerzentrum im Gehirn ausgelöst, und zwar mißt es unentwegt den Zuckerspiegel des Blutes. Sobald der Blutzuckergehalt unter eine bestimmte Norm absinkt, gibt es den Hungeralarm. Nun muß der Körper aber nach heftigem Streß ebenso wie nach jeder Mahlzeit das Blut von den mobilisierten beziehungsweise mit der Nahrung gelieferten Zuckermengen, soweit sie einen Überschuß bedeuten, befreien. Er regelt diese Aufgabe mit Insulinmengen, die genau dem momentanen Bedarf entsprechen.

Bei unentwegten Insulinanforderungen — vor allem dann, wenn übermäßiger Streß und Speisen zusammentreffen — kann es leicht dazu kommen, daß das Gleichgewicht Zucker—Insulin gestört wird. Steigt der Zuckergehalt des Blutes an, weil zuwenig Insulin zur Verfügung steht, dann sind wir zumindest vorübergehend zum Diabetiker geworden. Liefern die Inselzellen der Bauchspeicheldrüse in der Not der Hektik zuviel Insulin, dann haben wir Unterzucker — mit der Folge, daß sich augenblicklich ein Hungergefühl einstellt. Man sieht daraus, wie eng Streß und allzu reichliche Ernährung in ihren Folgen einander ähnlich sind und wie sich diese Folgen gegenseitig verschlimmern.

Für unser Enzymtraining bedeutet das: Wir müssen uns darüber klar werden, daß in den meisten Fällen das verspürte Hungergefühl mit Hunger überhaupt nichts zu tun hat, sondern lediglich anzeigt, daß unser Körper unsere Hektik übernommen und über das Ziel hinausgeschossen hat. Das, was wir für Hunger halten, ist ein Hinweis, daß wir unserem Körper mit der unvernünftigen Lebensweise schaden. Heute haben wir im Überstreß Unterzucker. Wenn wir so weitermachen, wird morgen daraus Diabetes geworden sein. Deshalb gehört zum Training unserer Biokatalysatoren, zum vernünftigen Streßabbau und zur Einschränkung der Essensmenge die gefaßte seelische Haltung, die uns vor übermäßigem Streß bewahrt. Darauf werde ich gleich noch zurückkommen. Eine Maßnahme ist ohne die andere zum Scheitern verurteilt.

5. Wir kürzen das Abendessen auf eine appetitliche

Kleinigkeit zusammen, beherzigen die uralte Weisheit: Du sollst frühstücken wie ein König, zu Mittag essen wie ein Bürger, zu Abend essen wie ein Bettler! Diese Regel besitzt gerade heute aktuelle Gültigkeit. Leider hat es das moderne Berufsleben mit sich gebracht, daß in vielen Familien die Hauptmahlzeit des Tages in die Abendstunden verlegt wurde, weil nur dann die Familie komplett beisammen ist. Gleichzeitig ist es weithin zur Gewohnheit geworden, abends reichlich Alkohol zu genießen, weil man danach nicht mehr Auto fahren muß. Solche Essensunsitten widersprechen dem natürlichen biologischen Rhythmus unseres Organismus. Der Körper ist in den Abendstunden nicht mehr in der Lage, optimale Verdauungsarbeit zu leisten, vor allem dann nicht, wenn sich die Abendmahlzeit in die Stunden nach 21 Uhr erstreckt. Wer seinem Körper zumutet, sich in der Nacht während des Schlafes mit der Verdauung abzuplagen, der behindert ganz massiv die Arbeit des Immunsystems, die hauptsächlich während des Schlafs geleistet wird. Enzyme, die zur Verdauung benötigt werden, fehlen bei der Vernichtung von Viren und Krebszellen, beim Abbau des Fibrins rund um Krankheitsherde und bei den so wichtigen Blutsäuberungsarbeiten, die ohne ausreichende Enzyme nicht geleistet werden können. Deshalb ist es doppelt wichtig, daß unser Abendessen leicht und »schmal« ausfällt — und daß es rechtzeitig eingenommen wird. Wir sollten abends auf Suppen und Soßen, vielleicht sogar überhaupt auf eine warme Mahlzeit verzichten, statt dessen häufig Salate, vor allem Kopfsalat, verspeisen. Salat enthält nämlich ein natürliches Beruhi-

gungsmittel, das für einen besseren Schlaf sorgen kann.
Besonders gesundheitsschädlich sind die scheinbar so kleinen Naschereien am Abend während des Fernsehens. Erdnüsse, Kartoffelchips und dergleichen stellen kalorienmäßig und auch im Hinblick auf die Enzymanforderung ein schwieriges Problem für unseren Organismus dar. Sehr schnell hat man so nebenbei mehr an Fetten und Kohlenhydraten zu sich genommen als während des ganzen Abendessens.

Zusammengefaßt heißt das: Das Enzymtraining beginnt bei der gesunden Ernährung. Sie ist heute nicht mehr ganz einfach, weil wir kaum etwas wirklich frisch und unbehandelt auf den Tisch bekommen; weil viele Lebensmittel denaturiert sind. Dem kann man nur wirksam entgegensteuern, indem man sich natürliche Quellen erschließt. Viel mehr als bisher sollten wir unsere Speisen beispielsweise wieder mit frischen Gewürzen versehen, die wir entweder selbst im Garten oder im Blumenkasten wachsen lassen, damit sie wirklich ganz frisch zu den Speisen gegeben werden können. Oder wir müssen sie uns auf dem Markt besorgen. Petersilie, Schnittlauch, Majoran, Thymian, Rosmarin, Kerbel, Bärlauch, Paprika und wie sie alle heißen, sind zwar weithin wieder zu Ehren gekommen, nachdem sie fast vergessen waren. Doch wir sollten sie noch viel häufiger nicht nur in heiße Soßen und Suppen geben, sondern frisch über Kartoffeln, Gemüse, Salate streuen.
Obst, Salate, Gemüse muß man sich dort besorgen, wo eine gewisse Garantie gegeben ist, daß das alles

frisch geerntet wurde. Durch Handel und Zwischenhandel sind die Waren leider, wenn wir sie kaufen, wenigstens drei Tage alt. Damit besitzen sie aber bestenfalls nur noch ein Drittel der ursprünglichen Vitamine und so gut wie keine Enzyme mehr. Sie sind weithin »entleert«!
In München ist die Universitäts-Frauenklinik dazu übergegangen, ganz frische, unbehandelte Milch direkt vom Bauern zu beziehen und sie den Patientinnen und Wöchnerinnen anzubieten. Die Ärzte wollten ihnen damit eine der wertvollsten Enzym-Quellen überhaupt zukommen lassen. Für sie war das kein Problem, weil sie die frische Milch in ihren Labors ständig auf Keimfreiheit überprüfen konnten, so daß ein Pasteurisieren nicht nötig war. Wer kleine Kinder oder ältere Menschen zu betreuen hat, sollte sich überlegen, ob es für ihn nicht sinnvoll wäre, ebenfalls den direkten Kontakt zu einem Bauern zu suchen, um so an naturbelassene Milch heranzukommen. Das Risiko einer Infektion ist heute dank der guten tierärztlichen Kontrollen verschwindend klein geworden. Bedenken sind überflüssig. Der Milchhandel kann es sich leider nicht mehr leisten, Milch anzubieten, die nicht zuvor erhitzt wurde. Weil die Verteilungswege zu lang geworden sind, würde sie verderben, noch bevor sie in unsere Hände gelangt.
Im Sommer, wenn die Beeren reifen, und im Herbst, zur Zeit der Obsternte und der Traubenlese, sollten wir jede Möglichkeit wahrnehmen, die Erdbeeren, Himbeeren, Heidelbeeren selbst zu pflücken und möglichst noch an Ort und Stelle zu genießen, den Apfel und die Trauben direkt vom Baum und vom

Weinstock zu ernten, um damit eine regelrechte Kur zu machen. Das wäre die beste Enzymauffrischung, die man sich denken kann. Acht Tage lang während der Erntezeit nur von frischgepflückten Äpfeln und Mineralwasser oder von Trauben zu leben, das ist ein wahrer Jungbrunnen, empfehlenswert für alle, die erste Altersanzeichen beobachten.

Vor allem in den naßkalten Spätherbst- und Wintertagen aber kommt man heute ohne sinnvolle Ergänzung der Nahrung mit Vitaminen, Spurenelementen und Enzymen nicht mehr aus. Deshalb empfehle ich, in allen Monaten mit einem »R«, also von September bis April, regelmäßig Multivitamine und auch Enzympräparate einzunehmen. Beides bekommt man in der Apotheke. Welche Enzyme in Ihrem speziellen Fall in Frage kommen, das können Sie der nachfolgenden Zusammenstellung entnehmen. Sinnvoll ist es, die Enzymversorgung einmal in Ruhe mit dem Hausarzt zu besprechen.

Zweiter Teil des Trainingsprogramms

Die gesunde, enzymreiche Ernährung allein reicht noch nicht aus. Ebenso wichtig ist es, dafür zu sorgen, daß der Körper imstande bleibt, ausreichend Enzyme selbst herzustellen. Er kann das, wenn ihm die entsprechenden »Bausteine« zur Verfügung stehen – nämlich Vitamine und Spurenelemente – und wenn die körpereigenen Enzym-Quellen nicht pausenlos unterfordert oder überfordert werden. Hierbei geht es nicht nur um die ausgewogene, vollwertige und

nicht zu üppige Ernährung, sondern auch um eine enzymschonende Lebensweise. Sie besteht vor allem in zwei Hauptrichtungen:
• Verminderung und Bewältigung von Streßsituationen, Ausschaltung von Angst, unnötigen Sorgen und innerer Unruhe. Wir müssen dafür sorgen, daß Freude und Ausgeglichenheit in unser Leben kommt.
• Keinerlei Nachlässigkeit in Fragen der Gesundheit, statt dessen konsequentes Auskurieren scheinbar nur harmloser gesundheitlicher Störungen und ein gezieltes Vorbeugen chronischer Leiden.

Auch die Streß-Mechanismen funktionieren nicht autonom. Sie werden in Gang gesetzt durch sinnliche Wahrnehmungen und die damit verbundenen gedanklichen Schlußfolgerungen aufgrund früherer Erfahrungen. Entscheidend ist nicht das Ausmaß der Bedrohung, sondern ihre Einschätzung. Es spielt also keine Rolle, ob eine Gefahr tatsächlich gegeben ist, oder ob wir sie uns nur einbilden: Der Körper reagiert immer so, als wäre sie Wirklichkeit, falls auch nur ein Hauch von Panik in uns hochsteigt. In jeder angstbesetzten Situation – ja selbst schon bei Verstimmungen und Anwandlungen von Mutlosigkeit – laufen in unserem Organismus biochemische Prozesse ab, die wir nicht mehr abstoppen können, wurden sie erst einmal in Gang gesetzt. Wenn mir beim Anblick der entscheidenden Prüfungsaufgaben die Hände feucht werden, das Herz heftig zu pochen beginnt, das Blut aus dem Gesicht weicht, der Hals zugeschnürt wird, ist es zu spät, mir einzureden, daß ich auf mein Examen gut vorbereitet bin. Die Einsicht, daß ein Scheitern in dieser Prüfung keine Katastrophe darstellen würde, kann das Streßausmaß vielleicht drosseln, die Streßmechanismen mit ihren biochemischen Folgen aber nicht mehr rückgängig machen. Streß und Angstgefühle lassen sich nur beherrschen, wenn es nicht zum ersten auslösenden Gedanken, zur falschen Vorstellung kommt.

Das wirksame Training zur Erhaltung optimaler Biokatalysatoren muß also lange vor der Streßsituation beginnen. Wir müssen lernen, dem Körper Signale zu geben, die ihn von falschen Reaktionen abhalten. Solche Signale aber vermitteln die Freude, die starke Zuversicht, der gesunde Optimismus. Warten wir nicht darauf zu erfahren, daß so viele Sorgen einmal mehr unnötig waren, sondern finden wir zu einer Lebenseinstellung, die nicht pausenlos argwöhnt, nicht unentwegt zittert vor dem, was kommen könnte, die nicht in ständiger Sorge vor Fehlern lebt, sondern im Bewußtsein, daß Fehler unausweichlich sind und zu jedem irdischen Leben gehören.

Die beste Möglichkeit, zu einer solchen Lebenseinstellung, zur inneren Ausgeglichenheit und Ruhe zu finden, bietet das Autogene Training. Bei uns im Schwarzwald Sanatorium Obertal wird es jedem Patienten unabhängig von sonstigen Therapien angeboten, weil wir Ärzte wissen, daß die wirksamste Heilmaßnahme Stückwerk bleiben muß, solange angstauslösende Gedanken und Seelenregungen dem Körper falsche Signale vermitteln und damit tausend Funktionen durcheinanderbringen.

Übermäßiger Streß und Angstgefühle, drückende Sorgen und böse Vorahnungen wirken auf doppelte

Weise als »Enzym-Räuber«: Einerseits wird bei solchen Reaktionen — ich habe es dargelegt — das Blut enzymatisch verändert. Es bedarf vieler Enzyme, den Blutfaserstoff Fibrin wieder aufzulösen, damit Krankheitserreger und Krebszellen sich nicht unter seinem Schutz verstecken können. Andererseits greifen solche Reaktionen, die mit Adrenalinausschüttungen verbunden sind, massiv in das Immunsystem ein, womit seine Funktionen gegenüber Krankheitserregern, Giften und Schadstoffen behindert werden. Die Folge sind Erkrankungen, die nur mit Hilfe zusätzlicher Enzyme geheilt werden können. In meinem Buch »Immun-Training« bin ich ausführlich speziell auf diese seelische Komponente der Gesundheit eingegangen, weil ich der Meinung bin — die neue medizinische Fachrichtung Psycho-Neuro-Immunologie bestätigt es —, daß diesem Gebiet viel zu wenig Beachtung geschenkt wird — auch in Kreisen, die auf die Naturheilkunde schwören.

Wie wichtig Enzyme zur Verhinderung und Heilung, speziell der chronischen Leiden sind, habe ich geschildert. Ich habe auch dargelegt, daß nahezu alle chronischen Leiden mit einem Enzymdefizit einhergehen. Zu solchen Defiziten und Enzymopathien aber kommt es nicht zuletzt durch den nachlässigen Umgang mit scheinbar unbedeutenden Infektionen und anderen Gesundheitsstörungen, die uns nur deshalb nicht zum Handeln zwingen, weil sie nicht mit unerträglichen Schmerzen und wesentlichen Behinderungen verbunden sind.

Wer in einem gezielten Training dafür sorgen will, daß sich seine Enzym-Quellen, vor allem die Bauch-

speicheldrüse, nicht vorzeitig erschöpfen, der darf keine Erkältung verschleppen, keine Allergie dulden, keinen Krankheitsherd mit sich herumtragen. Er darf auch nicht unerklärliche Müdigkeiten oder Leistungsschwäche hinnehmen, ohne sofort nach der Ursache zu forschen und für die Wiederherstellung der vollen Gesundheit zu sorgen.
Leider machen sehr viele Menschen um das 40. Lebensjahr den Fehler, Einbußen an Vitalität für beginnende Altersanzeichen zu halten und dann eine Beeinträchtigung nach der anderen zu ertragen. Hier handelt es sich um ein grobes Mißverständnis. Ein Schnupfen, den man nicht mehr los wird, ein ständiges Husten, Kopfschmerzen, Kreislaufstörungen, hoher Blutdruck, Atemnot — das alles und noch viel mehr hat mit dem nahenden Alter überhaupt nichts zu tun. Es sind Hinweise dafür, daß es dem Körper nicht mehr gelingt, einen Fehler zu korrigieren. Das Warten auf eine Besserung ohne eigenes Zutun könnte fatale Folgen haben.
Doch selbst dann, wenn keine deutlichen Schmerzen und Beschwerden auf eine gesundheitliche Störung hinweisen, besitzt niemand eine Garantie für eine intakte Gesundheit. Das zweite große Mißverständnis, dem Erwachsene nach dem 40. Lebensjahr gerne zum Opfer fallen, ist die Meinung, die sonst übliche, nun aber ausbleibende Angina oder »Grippe« sei ein Zeichen für eine neuerworbene gesundheitliche Stabilität. Meistens ist genau das Gegenteil der Fall: Der Organismus löst kein Fieber, keine Entzündungen, kein Krankheitsgefühl mehr aus, weil er nicht mehr imstande ist, sich gegen Krankheitserreger und Fehl-

funktionen kraftvoll aufzubäumen. Er ist nach jahrzehntelanger Überforderung erschöpft.
Bei jeder Infektion, und wäre sie noch so »banal«, haben Enzyme Schwerstarbeit zu leisten. Wie gezeigt, helfen sie nicht nur bei der Vernichtung von Viren, bei der Auflösung von Immunkomplexen, bei der »Enttarnung« von Krankheitserregern und Krebszellen, sondern sie haben vor allem die großen Aufräumarbeiten nach dem Kampf zu leisten. Wenn diese Arbeiten nicht vollständig geleistet werden, weil die entsprechenden Enzyme fehlen, dann kommt es zu den chronischen Leiden mit ihren schlimmen und schmerzlichen Folgen.
Deshalb müssen wir zunächst dafür sorgen, daß akute Erkrankungen möglichst selten bleiben. Es gilt also, den Körper abzuhärten, für ausreichend Erholung und gesunden Schlaf zu sorgen. Wenn wir aber krank geworden sind, dürfen wir akute Erkrankungen weder gewaltsam untgerdrücken, wie das viel zu häufig mit Hilfe von Antibiotika und anderen schweren »chemischen Keulen« geschieht, noch verschleppen. Geben wir den Heilkräften des Körpers Zeit und Gelegenheit, den Schaden voll zu beheben. Denken wir daran: Gesund ist unser Körper nach einer Infektion noch nicht, wenn alle Krankheitserreger vernichtet sind, sondern erst dann, wenn auch die Immunkomplexe wieder aus dem Blut geschafft wurden.
Bei dieser Arbeit sind aber nicht zuletzt die Enzyme gefordert. Ohne sie ist das Immunsystem ziemlich hilflos.
Zu unserem Trainingsprogramm gehört deshalb das unentwegte Trachten nach der ungeschmälerten Ge-

sundheit. Prägen Sie sich die Liste der Hinweise auf einen Enzymmangel ein (Sie finden sie auf den Seiten 44 ff.), und geben Sie sich nicht länger damit zufrieden, daß es Ihnen — von Kleinigkeiten abgesehen — relativ gut geht. Jede Einbuße an Vitalität, jede unliebsame Veränderung der Haut, der Nägel, auch der Haare kann ein Signal sein, das es zu beachten gilt. Wenn Sie sich einer Antibiotikabehandlung unterziehen mußten, weil die Infektion tatsächlich sehr schwer und bedrohlich war, dann beginnen Sie unmittelbar im Anschluß daran mit dem Wiederaufbau Ihres Immunsystems, das nun darniederliegt. Machen Sie selbst eine Enzymtherapie, indem Sie Ihre Nahrung verstärkt auf »enzymhaltig« umstellen (Ananas, frisches rohes Gemüse, viel Obst), eventuell auch ein Stückchen nur ganz kurz angebratenes Fleisch oder ein Tatarbeef — und ganz wenig gekochte, heiße Speisen. Machen Sie diese »Kur« über etwa vier Wochen. Nehmen Sie vielleicht zusätzlich noch — vor allem in naßkalten Wintertagen — dreimal täglich etwa fünf Enzymdragees ein. Erst mit dieser »Nachbehandlung« gewinnen Sie die volle Gesundheit zurück. Und Sie besitzen damit auch die große Chance, daß die Infektion nicht zurückkehrt oder an anderer Stelle des Körpers aufflammt.
Genau dasselbe gilt, wenn Sie beispielsweise eine Zunahme an Blähungen beobachten. Wenn Sie nicht gerade Erbsen, Bohnen, Zwiebeln oder sehr frisches Brot verspeist haben, dann dürften Blähungen eigentlich nicht sein. Wiederum muß ich sagen: Blähungen nach Fleisch- oder Fettgenuß dürfen nicht unbedacht als Altershinweis verstanden werden. Jede Blähung

ist ein Zeichen dafür, daß Teile der Nahrung nicht restlos aufgeschlüsselt wurden. Diese Störungen lassen sich nahezu immer — auch in späteren Jahren — beheben, indem man dafür sorgt, daß die Galle richtig funktioniert und indem man eine gute Enzymversorgung erreicht. Mit ein wenig detektivischem Gespür hat man nämlich ziemlich schnell herausgefunden, nach welchen Speisen sich die Blähungen einstellen. Und dann weiß man auch, welche Enzyme helfen können: Verursachen Brot, Nudeln, Reis, andere Getreideprodukte oder Zucker die Verdauungsprobleme, dann brauchen Sie kohlenhydratspaltende Enzyme. Treten die Beschwerden nach Fleisch- oder Fischgenuß auf, dann helfen die eiweißspaltenden Enzyme. Können Sie kein Fett mehr »vertragen«, dann sind fettspaltende Enzyme angebracht.

Beginnen Sie auch umgehend mit einer Enzymtherapie, wenn Sie feststellen, daß Sie schon nach unbedeutenden körperlichen Anstrengungen Muskelkater bekommen oder wenn sich schon nach kleineren sportlichen Betätigungen Muskelkrämpfe einstellen. Hinter beiden Beschwerden steckt eine Durchblutungsstörung, die wahrscheinlich auf eine Arteriosklerose zurückgeht oder auf eine Thrombosenbildung. In beiden Fällen können die eiweißspaltenden Enzyme wertvolle Hilfe bieten — und das um so besser, je früher damit begonnen wird.

Alle diese Erscheinungen, die auf einen Enzymmangel hinweisen können, von den Verdauungsstörungen bis hin zu schlecht heilenden Wunden, werden vor allem in jener Phase der großen Gesundheitskrise beobachtet, die ich die Immuno-Pause nenne: Unsere moderne Lebensweise bringt es mit sich, daß viele von uns schon um die Lebensmitte, genauer gesagt bereits um das 40. Lebensjahr, die vitalisierenden Kräfte ihres Körpers erschöpft haben. Das »Lebenselixier« Enzyme kann vom Organismus nicht mehr in ausreichendem Maße zur Verfügung gestellt werden. Damit aber finden sich dann tatsächlich vermehrt Hinweise auf fortschreitendes Altern. Wer jung und vital bleiben möchte, der muß sein Training der Biokatalysatoren spätestens um das 35. Lebensjahr intensivieren.

Das läßt sich in der Regel allerdings nicht so nebenher erledigen, etwa indem man eben ein paar Dragees mehr einnimmt. Vor allem dann, wenn »Erkältungen« mit Fieber und schwerem Krankheitsgefühl plötzlich ausbleiben, spätestens aber, wenn sich erste Hinweise auf ein chronisches Leiden finden, sollten Sie sich ohne Zögern entschließen, Ihren Urlaub zu einem Gesundheitsurlaub zu gestalten. Das heißt also: Wenn Sie beim Aufstehen eine leichte Morgensteife beobachten, die ein beginnendes Rheumaleiden anzeigen könnte, wenn Sie unter Konzentrationsschwierigkeiten oder großer Vergeßlichkeit leiden — vermutlich ein Hinweis auf Arteriosklerose —, wenn leichte Formen von Zuckerkrankheit, Fettstoffwechselstörungen diagnostiziert werden, wenn Ihre Leistungskraft stark nachläßt und sich Ihre Haut stark verändert — kurz, immer dann, wenn Sie um das 40. Lebensjahr Erschöpfungs- und Verschleißerscheinungen dieser Art beobachten, muß bei Ihnen die Alarmglocke läuten. Sie haben erfahren, daß Ihr Organismus an eine Grenze gestoßen ist, von der Sie wissen, daß er sich selbst nicht mehr helfen kann, sobald sie überschritten ist. Deshalb müssen Sie alles tun, daß diese Grenze nicht überschritten wird.

Ich habe es wiederholt dargelegt: In der Immuno-Pause kann es nicht mehr genügen, das eine oder andere Mittel oder Medikament anzuwenden, um damit eine Besserung des Befindens zu erreichen. In dieser Gesundheitskrise müssen alle Kräfte, die an der Erhaltung und Festigung unserer Gesundheit beteiligt sind, neu aufeinander eingestellt werden. Es geht um eine Neuausrichtung und Regulierung, nicht selten sogar um eine direkte »Nachschulung« des Immunsystems. Es geht darum, alle hormonalen Kräfte aufeinander abzustimmen. Es geht aber auch darum, Erschöpfungen einzelner Organe — speziell der Bauchspeicheldrüse — zu beheben.

Wir erleben es im Schwarzwald Sanatorium Obertal immer wieder, daß Diabetiker von der täglichen Insulinspritze auf Diabetikerpräparate umsteigen konnten oder andere, die noch kein Insulin benötigten, nach dem Aufenthalt bei uns auf Medikamente überhaupt verzichten konnten — ohne daß wir eine spezielle Diabetestherapie angewandt hätten. Hypertoniker besitzen nach 14 Tagen Aufenthalt praktisch normale Blutdruckwerte, obwohl wir keine besonderen Maßnahmen zur Senkung des Blutdrucks getroffen hatten.

Wenn die vielfältigen Heilkräfte unseres Körpers wieder aufeinander abgestimmt sind, miteinander in Harmonie und gegenseitiger Kontrolle wirken, dann findet sich alles andere wie von selbst.

Lassen Sie mich das noch ausdrücklich anmerken:

Wenn es möglich ist, für die Bauchspeicheldrüse eine so wunderbare Erholung zu erreichen, daß die Insulinversorgung wieder einigermaßen sichergestellt ist, dann dürfen wir doch wohl davon ausgehen, daß dies in ähnlicher Weise auch für die Enzymversorgung gilt — und zwar um so besser, je früher man mit der Auffrischung beginnt.
Ich bin davon überzeugt — erste Anfänge erleben wir schon in diesen Tagen —, daß in Kürze der Gesundheitsurlaub spätestens zum 40. Lebensjahr selbstverständlich wird und daß die Krankenkassen die Kosten dafür voll übernehmen werden. Mehr und mehr setzt sich die Einsicht durch, daß es sehr viel billiger ist, die Gesundheit zu retten — bevor die verhängnisvolle Grenze überschritten ist —, als hinterher den oft so verzweifelten Versuch zu wagen, etwas rückgängig zu machen, was von vornherein so gut wie aussichtslos ist.

Anhang

Die wichtigsten Enzym-Gruppen und ihre Wirkungsweise

Man unterscheidet heute sechs Enzym-Gruppen nach ihrer Wirkungsweise:
1. *Oxidoreduktasen* — das sind auflösende Enzyme, die Sauerstoff und Wasser aus Substanzen lösen.
Dazu gehört beispielsweise die Laktat-Dehydrogenase (LDH), ein Enzym, das am Abbau von Glukose (Traubenzucker) zur Milchsäure beteiligt ist. Dieses Enzym ist bei der Versorgung der Muskeln mit Sauerstoff beteiligt.
2. *Transferasen* — das sind Enzyme, die Gruppen von einer Substanz auf die andere übertragen.
Dazu gehören beispielsweise die Transaminasen, die entscheidend am Eiweißstoffwechsel beteiligt sind. Sie sorgen dafür, daß Aminogruppen von einer Substanz auf eine andere überwechseln. Diese Enzyme sind beim Zellaufbau besonders wichtig.
3. *Hydrolasen* — das sind Enzyme, die chemische Verbindungen spalten und dabei Wasser anlagern. Dazu gehören beispielsweise die Proteasen. Sie machen Proteine und Peptide für den Körper ver-

wertbar. Dazu gehören die proteolytischen Enzyme wie etwa Pepsin, Thrombin, Plasmin.
4. *Lyasen* — das sind Enzyme, die Kohlenstoff- und Stickstoffverbindungen auflösen.
Dazu gehören beispielsweise Decarboxilasen. Sie lösen Kohlendioxyd ab. Das ist besonders wichtig bei der Entfernung des Kohlendioxyds aus dem Blut.
5. *Isomerasen* — das sind Enzyme, die eine chemische Strukturveränderung gewisser Stoffe erlauben, die sogenannte Isomerisierung. Dabei behalten die Substanzen ihre chemische Formel, bekommen aber neue chemische oder physikalische Eigenschaften. Ein sonst fester Stoff wird beispielsweise flüssig oder umgekehrt.
6. *Ligasen* — das sind Enzyme, die Kohlenstoff- und Stickstoffverbindungen zusammenfügen.
Dazu gehört beispielsweise die Peptid-Synthetase. Sie ermöglicht den Zusammenbau von Proteinbruchstücken zu Eiweißstoffen.

Enzympräparate, die Sie in der Apotheke kaufen können

Abgesehen von ganz wenigen Enzympräparaten, die grundsätzlich nur in die Hand des Arztes gehören und nur von ihm zur Anwendung gebracht werden dürfen — es handelt sich dabei um Injektionen, Infusionen, Klistiere, Zäpfchen, die im akuten Notfall angewendet werden, etwa bei Schwangerschaftsvergiftungen, bei Herzschwäche, bei mangelhafter Sauerstoffaufnahme, zur schnelleren Aufnahme von Flüssigkeitsmengen bei Infusionen —, sind alle Enzympräparate ihrer Unschädlichkeit wegen rezeptfrei in der Apotheke zu bekommen. Die meisten darf der Arzt auch verschreiben. Im einzelnen stehen folgende Präparate für entsprechende Anwendungsgebiete zur Verfügung:

Magenwirksame Enzympräparate

Sie enthalten in der Regel Pepsin, Magenextrakt, Salzsäure. Sie werden angewendet bei akuter und chronischer Gastritis, nach Magenoperationen, bei allgemeinen Magenbeschwerden, aber auch bei Appetitmangel, Blutarmut, verminderter Säurebildung.
Die bekanntesten Präparate sind:
Enzynorm
Enzynorm forte
Citropepsin
Sehr beliebt sind die sogenannten:
Pepsin-Weine

Dabei handelt es sich um Dessertweine, die mit Pepsin, Salzsäure, Glucose angereichert sind. Man trinkt davon bei Magenbeschwerden, Verdauungsstörungen, Völlegefühl, Appetitlosigkeit vor oder nach dem Essen ein Dessertgläschen davon.

Darmwirksame Enzympräparate

Sie sind so »verpackt«, daß sie den Magen unbeschadet passieren und ihre Wirksamkeit erst im Darm entfalten. Sie enthalten vor allem Pankreatin und werden angewendet, wenn die Bauchspeicheldrüse ungenügend arbeitet oder erschöpft ist, wenn die Verdauung von Fetten besondere Schwierigkeiten bereitet, bei Lebererkrankungen, Blähungen und dergleichen.
Die bekanntesten Präparate sind derzeit:
Kreon
Nortase
Pankreatan
Pankreon
Panpur N

Magen- und darmwirksame Enzympräparate

Sie enthalten Enzymgemische, die teilweise schon im Magen, teilweise erst im Darm ihre Wirkung entfalten. Sie finden Anwendung, wenn sowohl Magen als auch Darm nicht zufriedenstellend funktionieren, also bei Verdauungsstörungen, Magenleiden, Leber- und Gallenleiden, Störungen der Bauchspeicheldrüse, nach Magenoperationen.
Die bekanntesten Präparate sind zur Zeit:

Bilipeptal forte	*enzym gallo sanol*
Combizym compositum	*Panzynorm*
Enzymase	*Pascopankreat*

Enzympräparate bei Verletzungen und Wunden

Hier gilt es zu unterscheiden zwischen Präparaten, die äußerlich angewendet werden (Salben, Puder, Sprays), und Dragees oder Zäpfchen, die von innen her den Entzündungsherd angehen. Die einen verwendet man nach einer Verletzung oder bei Wunden, die nicht heilen wollen (offene Beine). Die anderen kann man ebenfalls zur Behandlung einer Wunde, einer Prellung, Verstauchung, eines Blutergusses anwenden, aber auch schon vorbeugend vor der sportlichen Betätigung einnehmen, damit im Notfall der Heilungsprozeß beschleunigt wird. Bei allen Präparaten handelt es sich um Kombinationen proteolytischer Enzyme.
Zur Verfügung stehen heute vor allem:
Trypure Novo stabilisiert (als Aerosol und als Streupulver)
Wobenzym (als Dragee, als Granulat, als Salbe)

Enzympräparate als Wurmmittel

Das Papain wird in dem Präparat
Vermicym
neben einem leichten Abführmittel dazu benutzt, Wurmbefall aus dem Darm zu beseitigen. Ein völlig ungefährliches Mittel, das sich besonders zur Behandlung bei Kindern eignet.

Enzympräparate als Virus- und Grippemittel

Enzymkombinationen aus tierischen und pflanzlichen proteolytischen Enzymen werden zur Bekämpfung von grippalen Infekten, der Grippe, Herpes-Infektionen, Gürtelrose etc. eingesetzt. Sie können sowohl vorbeugend als auch bei einer bestehenden Infektion angewendet werden.
In Frage kommt in diesem Fall:
Wobenzym (Dragees, Granulat)
Wobe-Mugos-N (Salbe zum Auftragen bei Herpes zoster, Entzündungen der Haut, Abszessen etc.)

Enzympräparate bei Rheuma

Bei akuten und chronischen Arthritidien, insbesondere bei rheumatischer Arthritis (chronische Polyarthritis), Morbus Bechterew, Arthrose etc. empfiehlt sich ein Dragee, das Trypsin, Amylase, Chymotrypsin, Papain, Bromelin und Pankreatin enthält:
Mulsal

Enzympräparate für die Krebsbekämpfung

Zur Vorbeugung gegen bösartige Tumoren, zur Anwendung vor und nach Krebsoperationen, zur Prophylaxe von Metastasen eignen sich Enzymkombinationen als Langzeitbehandlung:
Wobe-Mugos (Tabletten, Zäpfchen)

Erklärung der wichtigsten medizinischen Begriffe

Allergen: So bezeichnet man alle harmlosen Stoffe, gegen die das körpereigene Immunsystem spezielle Abwehrkräfte, die sogenannten Antikörper, herstellt, weil es sie für bedrohlich oder gar lebensgefährlich hält. Praktisch kann jede Substanz zum Allergen und somit zum Antigen werden.

Antigen: So nennt man jede Substanz, die eine Immunreaktion auslöst, sobald sie in den Körper gelangt ist. Dazu gehören Krankheitserreger, Giftstoffe, artfremdes Eiweiß – im Falle allergischer Reaktionen aber auch harmlose Stoffe, die Allergene.

Antikörper: So nennt man die speziellen Immunstoffe, die von B-Lymphozyten ganz gezielt und selektiv gegen Krankheitserreger, Giftstoffe und artfremdes Eiweiß hergestellt werden. Jeder Antikörper »paßt« nur zu einem ganz bestimmten Antigen und kann nur dieses neutralisieren. Gegen andere »Eindringlinge« ist er machtlos. Zusammen mit dem Antigen bildet der Antikörper den Immunkomplex.

Enzyme: Früher sprach man von den Fermenten. Es sind Biokatalysatoren, die alle chemischen Prozesse im Organismus regeln bzw. beschleunigen. Enzyme sind nicht nur maßgeblich an der Verdauung beteiligt, sondern spielen auch eine ganz entscheidende Rolle innerhalb des Immunsystems. Unter anderem lösen sie Viren auf, solange sich diese noch nicht an Zellen festgesetzt haben, und verhindern, daß sich Krankheitserreger hinter Fibrinnetzen verbergen können. Da sich alle Enzyme aus einem Eiweißstoff und einem Vitamin oder Spurenelement zusammensetzen, ist die Versorgung des Körpers mit Vitalstoffen so wichtig.

Hormone: Die körpereigenen Steuerungs- und Funktionsstoffe werden größtenteils in Drüsen gebildet und bei Bedarf ins Blut abgegeben. Die wichtigsten Hormondrüsen sind Schilddrüse, Bauchspeicheldrüse, Thymusdrüse, Nebennieren, Sexualorgane. Sie werden gesteuert von Superhormonen aus bestimmten Gehirnzentren wie Hypophyse und Hypothalamus. Daneben gibt es noch die sogenannten Gewebshormone wie etwa das Histamin, die in den Zellen gebildet werden. Kein Hormon kann isoliert wirken, sondern immer nur im ausgewogenen Zusammenspiel mit den anderen zusammen. Die Hormone beeinflussen sich gegenseitig und sind füreinander »Gegenspieler«. Wenn ein Hormon versiegt, sind alle anderen Hormone mitbetroffen. Entsprechend erheblich sind Gesundheit und Wohlbefinden gestört. Das bedeutet aber auch, daß man Hormone niemals massiv einseitig einsetzen darf.

Immunität: Ein Organismus, der mit einem Antigen (Krankheitserreger, Gift, artfremdes Eiweiß) in Berührung kam, besitzt entsprechende Antikörper und ist somit in der Lage, bei einer zweiten Begegnung sofort zu reagieren. Da es infolge der prompten Antwort des Immunsystems zu keiner Erkrankung kommt, spricht man von der Immunität = Nichtanfälligkeit. Gegenüber manchen Krankheiten, etwa den Kinderkrankheiten, ist die Immunität lebenslang gegeben. Bei anderen, etwa der Grippe, hält sie nur einige Monate an.

Immuno-Pause: Wenn — oft schon um das 40. Lebensjahr — das Immunsystem erschöpft und die Thymusdrüse so stark verkümmert ist, daß Fehler im Abwehr- und Ordnungsgeschehen des Körpers nicht mehr korrigiert werden können, dann ist für den Körper eine Ausfallsituation entstanden, vergleichbar der Menopause nach dem Versiegen der Sexualhormone. Ich nenne diese Gesundheitskrise in der Lebensmitte Immuno-Pause oder auch Thymo-Pause. Mit einem gezielten Immuntraining versuchen wir im Schwarzwald Sanatorium Obertal, prophylaktisch diese Krise zu verhindern oder zumindest in spätere Jahre zu verschieben. Mit der Immunotherapie gehen wir gegen alle Schwächungen, Schädigungen, Irritationen, Verirrungen des Immunsystems an.

Immunsystem: Darunter versteht man die sehr komplizierte und vielgestaltige Einrichtung des Körpers, die es ihm überhaupt ermöglicht, sich in der Umwelt zu behaupten und sich selbst vor Entartungen zu schützen. Zu diesem Gesunderhaltungssystem gehört nicht nur das Knochenmark als »Geburtsstätte« der Blutzellen, sondern auch das Lymphsystem mit den Lymphknoten, gehören im weitesten Sinn auch die Entgiftungs- und Ausscheidungsorgane Leber und Nieren. Ein spezielles Immunorgan ist die Haut, das »Gehirn« des Immunsystems die Thymusdrüse. Ein effektives Training des Immunsystems darf sich nicht darauf beschränken, die körpereigenen Abwehr- und Ordnungskräfte zu stärken. Es muß immer zugleich dafür gesorgt werden, daß sie »intelligent« bleiben, das heißt unterscheiden können zwischen fremd und eigen, krank und gesund, harmlos und gefährlich.

Lymphozyten: So heißt eine spezielle Form der weißen Blutkörperchen, die sich größtenteils durch Teilung in den Lymphknoten vermehren. Die B-Lymphozyten stellen die Antikörper her. Die T-Lymphozyten könnte man als Führungselite der Abwehrzellen bezeichnen. Die Unterscheidungsfähigkeit, die sie besitzen und an andere Abwehrzellen weitergeben können, besitzen sie ursprünglich aus der »Schulung« in der Thymusdrüse.

Makrophagen: Wanderzellen, die sich am Abwehrkampf beteiligen. Man nennt sie auch Freßzellen. Sie sind die großen »Aufräumer« im Organismus. Sie wirken zellzerstörend auf krankes Gewebe, Viren, Schadstoffe, Fremdeiweiß.

Orthomolekulare Medizin: Die neue medizinische Fachrichtung gründet letztlich auf der Einsicht, daß auch die abwechslungsreichste Vollnahrung heute nicht mehr ausreichen kann, den Körper genügend zu versorgen. Unsere Ackerböden sind weithin ausgelaugt, die Lebensmittel denaturisiert. Die Nahrung muß deshalb sinnvoll ergänzt werden mit den sogenannten Supplementen, dazu gehören vor allem Vitamine, Spurenelemente, Mineralstoffe, Enzyme.

Peptide: So nennt man ganz bestimmte, besonders wertvolle Protein-»Bausteine« und hormonähnliche Stoffe. Zu den Peptiden gehören beispielsweise das Insulin und manche Wirkstoffe der Thymusdrüse.

Psycho-Neuro-Immunologie: Neue medizinische Disziplin, die Ende der 80er Jahre von den USA ausging. Die Wissenschaftler bemühen sich darum, die Beweise dafür zu erbringen, daß nicht nur bestimmte Organe, sondern auch das Immunsystem unseres Körpers ganz direkt über das Nervensystem vom Kopf aus gesteuert wird. Heiterkeit stärkt das Immunsystem, Niedergeschlagenheit lähmt es.

Vegetatives Nervensystem: Dieses Nervensystem ist nicht dem Willen und Bewußtsein unterworfen, wenn es alle Lebensfunktionen des Körpers, von der Atmung über Herzschlag bis zur Verdauung, regelt. Sympathisches und parasympathisches System steuern unterschiedliche Funktionen und sind damit »Gegenspieler«. Allerdings völlig autonom ist auch das vegetative Nervensystem keineswegs. Seine »Befehle« bekommt es von unbewußten gedanklichen und seelischen Signalen.

Literaturhinweise

Abderhalden, R.: »Klinische Enzymologie«, Thieme Verlag, Stuttgart, 1958.

Burgerstein, Lothar: »Heilwirkung von Nährstoffen, Orthomolekulare Medizin«, Karl F. Haug Verlag, Heidelberg, 1985.

Geesing, Hermann: »Rheuma – vorbeugen, lindern, heilen«, Humboldt-Taschenbuch, München 1979.

–: »Neue Lebenskraft«, Heyne-Taschenbuch, 3. Auflage, München 1984.

–: »Heilfasten – Der Weg zur neuen Jugend«, 2. Auflage, Herbig Verlag, München 1987; Bastei-Lübbe-Taschenbuch, Bergisch Gladbach, 1989.

–: »Allergie-Stop – so findet Ihr Immunsystem die richtigen Antworten auf die Umwelt«, 3. Auflage, Herbig Verlag, München 1989; Bastei-Lübbe-Taschenbuch, Bergisch Gladbach, 1991.

–: »Herz-Fit – Wie Sie mit einem gesunden Kreislauf ein Leben lang jung bleiben«, Herbig Verlag, München 1989; Bastei-Lübbe-Taschenbuch, Bergisch Gladbach, 1992.

–: »Immun-Training – So stärken Sie Ihre körpereigenen Abwehrkräfte«, 9. völlig neu gefaßte und aktualisierte Auflage, Herbig Verlag, München

1990; Bastei-Lübbe-Taschenbuch, Bergisch Gladbach, 1990.
Schleicher, Peter: »Immunkomplexe und Autoaggression«, in: »Natur- und Ganzheitsmedizin«, 3/88.
Steffen, Carl et al.: »Enzymtherapie – eine Bestandsaufnahme«, in: »Natur- und Ganzheitsmedizin«, 3/88.
Wellmer, Warmund: »Biologisch orientierte Arzneitherapie«, Karl F. Haug Verlag, Heidelberg 1985.
Wolf, Max, Ransberger, Karl: »Enzymtherapie«, Wilhelm Maudrich Verlag, Wien 1970.
Wolf, Max: »Ich ging meine Wege« (unveröffentlichte Biografie).
Wrba, Heinrich et al.: »Systematische Enzymtherapie – aktueller Stand und Fortschritte, Kongreßbericht Informed« (»Medizin Aktuell«) 1987.

Stichwortregister

Abführkuren 60
Allergien 34, 87, 115 f.
Altersflecke 44
Alterung 36 f., 49
Alterungsprozeß 13, 37
Alzheimer-Erkrankung 99
Aminosäure 34, 55
Amylase 35, 118
Anämie 53
Ananas 57
Antibiotika 40, 62 f., 92
Antigen 40, 112 f.
Antikörper 12, 40, 112 f.
Arteriosklerose 13, 17, 29, 45, 81, 88
Autoaggression 114

Bakterien 13, 26, 91 f.
Bauchspeicheldrüsen 14
Beard, Dr. John 25
Benitez, Helene 28

Berwind Maternity Clinic 21
Biokatalysator 11
Bircher-Benner, Dr. 46
Birnen 46
Blähungen 15, 44
Blutarmut 61
Bluterguß 21, 71
Bluterkrankheit 70
Blutfarbstoff 11
Blutgerinnung 12 f., 27, 69 ff.
Blutplättchen 71
Botenstoffe 97
Bromelin 92, 118
Brustkrebs 123, 143

Cancer cell stickness 135
Carzodalan 28
Cholesterin 83 f.
Chronische Leiden 15
Chymotrypsin 118
Columbia Universität 28

Cooper, Gary 22
Cortison 79

Darmbakterien 61 f.
Darmzotten 48
Davis, Bette 22
Diabetes 45
Diabetiker 55
Dickdarm 60
Dulles, John Foster 22, 28
Dunkel, Dr. R. 101
Dünndarm 14
Durchblutungsstörungen 45, 61

Eisen 11
Eiweiß 14
Elastasen 87
Elastin 87
Elixier 10
Emulsin 26
Emulsion 10
Endokrinologie 21
Entgiftung 60, 62
Entzündungsraffer 66
Enzymdiagnostik 34
Enzym-Diagnose 35
Enzymmangel 44, 68
Enzymopathie 34, 56
Enzymopathologie 34
Enzymspiegel 63
Ernährung 14 f.

Fäulnis 61
Fermente 26
Fett 55
Fettsäuren 55
Fibrin 70, 89
Fibrinogen 70
Fordham Universität 21
Freie Radikale 134
Freßzellen 133
Freund, Dr. Ernst 23 f., 138
Fundusdrüsen 53

Gallenflüssigkeit 55, 60
Gallenleiden 56
Garbo, Greta 22
Gaschler, Dr. Adolf 28
Gefäßleiden 81
Genanlagen 97
Gerinnungsverzögerung 71
Gewichtheber 73
Gifte 12, 28
Glycerin 55
Grippaler Infekt 103
Grippe 96, 103
Gürtelrose 106 f.

Hämoglobin 11
Hämophilie 70
Hautjucken 61
HDL 84

Hefe 26
Heilungsprozeß 12
Herpes-Viren 98 f., 103 ff.
Herzinfarkt 35, 82
Hesse, Hermann 21
Hunger 157
Hypertonie 61

Immun-Training 103, 105, 114
Immunglobuline 48
Immunkomplexe 40, 112, 116 f.
Immunopause 105
Immunstimulation 120
Immun-Surveillance-Line 146
Infarkt 71, 82
Innsbruck, Universität 73, 91
Inselzellen 35 f., 56
Insulin 35, 55 f.
Interferon 97
Intima 85 f.

Kafka, Franz 21
Karzinogene Stoffe 132
Katalysator 11
Kathepsin 53
Klimt, Gustav 21
Kohlenhydrate 42, 52
Kokoschka, Oskar 21

Kollagen 87
Konservierungsmittel 41
Kopfschmerzen 61
Kreatinspiegel 77
Krebs 123 ff.
Krebszellen 69, 133

Lärm 87
LDL 84
Lipasen 26, 84, 118
Lipoproteine 84
Lymphe 40
Lymphödem 144
Lymphozyten 136

Magen 14
Magensaft 25, 53
Magenschleimhaut 25, 54
Magenschmerzen 54
Makromoleküle 48
Maugham, William Sommerset 29
Metastasenbildung 17, 140
Mikroverletzungen 73
Milch 15, 34, 47
Milchsäure 76
Mineralien 42
Monosaccharide 52
Monroe, Marilyn 22
Mulsal 118
Multiple Sklerose 99, 107 ff.

Muskelfaserrisse 77
Muskelkater 76 ff., 85
Müsli 46
Myrosin 26

Narben 45
Nervosität 61
Neuralgien 107
Normalsubstanz 24, 130

Obst 15
Ödeme 86
Orchideen 30
Orthomolekulare Medizin 16
Osteoporose 54

Pankreas 56
Pankreassaft 14, 55
Pankreatin 118
Pankreatitis 35
Papain 92, 118
Papaya 24 f.
Parkinson-Erkrankung 99
Pasteur, Louis 26
Pepsin 14, 25 f., 53
Persorption 48
Phenylketonurie 34
Picasso, Pablo 22
Pille 84

Pilze 26
Pinozytose 48
Placebo 126
Plaques 86
Polyarthritis 119
Popov, Dr. Ivan 36
Potenzprobleme 87
Prellung 66
Proteolyse 56
Prothrombin 70
Psycho-Neuro-Immunologie 165

Raucher 84
Regelstörungen 61
Rheuma 45, 117 f.
Rudolfina, Klinik in Wien 23
Ruheschmerzen 85

Salzsäure 14, 53
Sauerstoff 11
Schadstoffe 12, 41
Schaufenster-krankheit 85
Schlaganfall 82
Schleimhaut 54
Schmerzen 78
Schwann, Th. 26
Slow-virus-infection 99
Speichel 13

Sportler 65
Spurenelemente 14
Stärke 13
Stoffwechsel-
   produkte 76
Streptokinase 94
Streß 41, 87, 92, 164

Tauber, Richard 22
Thrombin 70
Thrombophlebitis 89
Thrombose 71, 89
Thymosand 117, 142
Tierpark-
   Experiment 43
Toscanini,
   Arturo 22
Transaminase 35
Traumatologie 81
Trypsin 26, 118

Ulcus cruris 78

Valentino, Rudolfo 22

Varicella-Zoster-Virus 99
Venenentzündung 71, 90
Verstauchungen 78
Viren 12, 29, 95 ff.
Vitamin E 134
Vitamin-D-
   Versorgung 57
Vitamine 14

Warzen 44, 104
Wobe-Mugso 29
Wolf, Carl 28
Wolf, Dr. Max 19 ff., 95, 110, 130
Wrba, Prof.
   Heinrich 131, 142
Wright, Mr. 125 ff.
Wunden 88

Zellulose 61
Zivilisationskrank-
   heiten 43
Zucker 13
Zwölffingerdarm 55

Ratgeber

Als Band mit der Bestellnummer 66222 erschien:

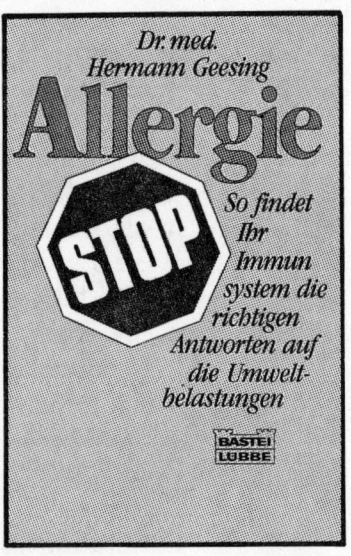

Was sind Allergien? Wie entstehen sie?
Und was kann man dagegen tun?
Der bekannte Immun-Experte Dr. med.
Hermann Geesing gibt allen Betroffenen
hilfreiche Ratschläge.

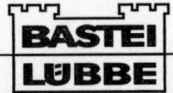